MEU JEITO DE SER mãe

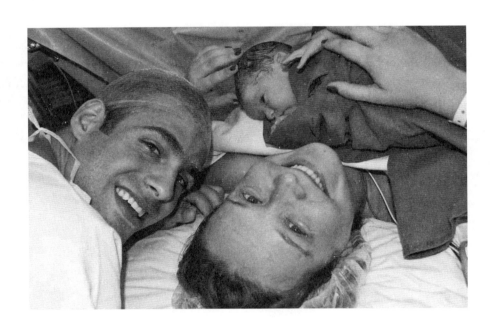

Fernanda Rodrigues

MEU JEITO DE SER
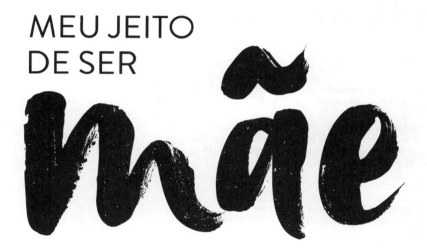

A busca pelo equilíbrio e pela leveza na maternidade

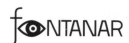

Copyright © 2018 by Fernanda Rodrigues

O selo Fontanar foi licenciado pela Editora Schwarcz S.A.

Grafia atualizada segundo o Acordo Ortográfico da Língua Portuguesa de 1990, que entrou em vigor no Brasil em 2009.

CAPA E PROJETO GRÁFICO Tereza Bettinardi
FOTO DE CAPA Edu Rodrigues
FOTOS DE MIOLO Aeroporto de Cegonhas/ Acervo pessoal da autora
ILUSTRAÇÕES DE MIOLO Sandra Jávera
REDAÇÃO Adriana Pavlova
PREPARAÇÃO Ana Alvares
REVISÃO Renata Lopes Del Nero, Arlete Sousa

Dados Internacionais de Catalogação na Publicação (CIP)
(Câmara Brasileira do Livro, SP, Brasil)

Rodrigues, Fernanda
 Meu jeito de ser mãe: a busca pelo equilíbrio e pela leveza na maternidade / Fernanda Rodrigues. — 1ª ed. — São Paulo: Fontanar, 2018.

 ISBN 978-85-8439-108-0

 1. Equilíbrio 2. Mães — Experiências de vida
 3. Mães e filhos 4. Maternidade 5. Relatos pessoais
 I. Título.

18-19874   CDD-649.1

Índice para catálogo sistemático:
1. Maternidade: Experiências de vida: Vida familiar 649.1

Maria Alice Ferreira – Bibliotecária – CRB-8/7964

[2018]
Todos os direitos desta edição reservados à
EDITORA SCHWARCZ S.A.
Rua Bandeira Paulista, 702, cj. 32
04532-002 — São Paulo — SP
Telefone: (11) 3707-3500
www.facebook.com/Fontanar.br

Este livro é para todas as mães que
embarcaram nessa viagem que é a maternidade.
Estamos juntas!

Para minha família,
que me dá todo o suporte.

Para minha mãe, que me ensinou
tudo o que eu sei.

Para o Raoni, que me fez mãe.

Para os meus filhos, Luisa e Bento,
que me ensinam todos os
dias o que é amar.

E para a minha grande parceira de vida,
minha avó Virginia, que, mesmo
não estando mais aqui fisicamente,
está comigo o tempo todo.

SUMÁRIO

- **11** *O dom de acolher*
- **15** *Introdução:* Sou a melhor mãe que posso ser

- **25** Enfim, grávida!
- **29** A primeira ultra a gente nunca esquece
- **33** Contar ou não contar logo, eis a questão!
- **35** As primeiras sensações
- **38** Parceria
- **40** Buda-mãe
- **43** Luisa menino ou o erro da ultra
- **45** A maluca da ultra
- **47** Dicas sobre dicas
- **50** Cursos para casais grávidos
- **53** Peso na gravidez
- **55** Cuidados e dicas de beleza
- **59** Antes da amamentação
- **62** Ufa, começou a mexer
- **64** Escrita que acalma
- **66** Música que embala
- **69** Guarda-roupa de grávida
- **71** Proibições na gravidez
- **75** Madrinhas, padrinhos e afilhados
- **78** Chá de fraldas

80	Chá de revelação
82	Enxoval: menos é mais
86	Viajando para comprar enxoval
89	Canguru × sling × carrinho
92	O quarto
94	Nomes
96	Nomes para dar bronca
98	O que levar para a maternidade
100	O cansaço do fim da gravidez
102	Saudades que temos no fim da gravidez
105	A escolha do obstetra
107	Medo do parto
109	O parto da Luisa
111	Cesárea na paz
113	Juntos no quarto da maternidade
114	Maternidade: aproveite tudo que puder!
116	Os primeiros dias do bebê em casa
118	Direto para o quarto dela (ou dele)
120	Tristeza ou depressão pós-parto
124	Visitas em casa
126	Cuidando do umbigo
127	A amamentação
129	Os primeiros dias da amamentação
131	A pega
133	Mamada com horário
135	Mamadas de filho para filho
137	Amamentação exclusiva até os seis meses
139	A mamadeira do pai
141	Alimentação da mãe durante a amamentação e o problema do refluxo
146	Bebidas alcoólicas e amamentação
148	Mastite

152	O segredo da madrugada
153	Caminhos para o sono
156	O ritual do sono
158	A hora do banho
161	Balde e banheira
163	A barriga no pós-parto
166	Usar ou não usar cinta, outro dilema
167	Beleza: táticas de sobrevivência no pós-parto
169	Tipos de choro
171	Chupeta
174	Massagem
176	Aprendendo a lidar com nojeiras
178	Fim da tralha na bolsa
180	Acordando cedo
182	E o casamento depois dos filhos?
184	Aceite ajuda
186	Alimentação dos pequenos
188	Viajando sem filhos
190	Terapia de mãe
192	Criando com simplicidade
196	Da série fazer ou não fazer
199	A hora de tirar a fralda
201	Conversa com as crianças
203	Malcriação e os famosos *terrible twos*
205	Adaptação à escola
208	Como escolher a escola
210	Medos
212	Natação
215	Atividades extras para as crianças
217	Brincadeiras de férias
220	Formando leitores
222	Criança também pode ser solidária

224 Meditação também serve para crianças
226 Eletrônicos
228 Festa infantil
232 A hora certa de ter o segundo filho
234 A segunda gravidez
236 Bento chegou!
237 Uma outra mãe para um outro filho
239 Segundo filho: mais cansaço e mais alegrias!
241 Luisa, a melhor ajudante
243 Ciúme de irmão
245 Viajando com filhos
247 Os sufocos da vida real
252 Mulher-Maravilha, malabarista de circo e mulher-polvo

O dom de acolher
HELOISA ERLANGER

Sempre pensei que, se a Fê não fosse atriz, ela deveria ser psicóloga. Desde muito nova, garota mesmo, Fê foi confidente das amigas, com a maior paciência e delicadeza para escutar. Depois, na adolescência, nas gravações de novelas, transformou-se automaticamente em conselheira dos colegas, um ouvido amigo para as mais diferentes questões, no meio daquele trabalho exaustivo. Com o tempo, também virou a grande conselheira da família, aquela pessoa especial a quem todos recorrem quando têm um problema, uma dúvida, ou simplesmente quando precisam trocar ideias. Eu mesma posso dizer com toda a convicção que até hoje, apesar de eu ser a mãe e ela ser a filha, a Fê foi quem mais me ajudou e me empurrou para transformações na vida.

Fê parece que nasceu mãezona, com um colo pronto para acolher todo mundo. Ainda pequena, quando me acompanhava na creche onde eu trabalhava como coordenadora pedagógica, ela adorava visitar o berçário. Amava ver os cuidados com os pequenos. Já adolescente contava para quem quisesse ouvir que seu maior sonho era ser mãe. Uma amiga de infância engravidou nos Estados Unidos, quando minha filha tinha vinte e poucos anos, e Fê não só foi visitá-la durante a gestação como ajudou em todos os preparativos e com o bebê recém-nascido. Ela voltou ao Brasil ainda mais certa de que precisava ser mãe para se sentir completa.

Não demorou muito para que a amizade com o Raoni se transformasse em namoro e, pouco tempo depois, em casamento. Veio a Luisa e, com ela, Fê se tornou plena. É curioso porque a felicidade da Fê em ser mãe era tão transbordante que tudo aquilo que, em geral, parece difícil para as mães de primeira viagem para ela não foi. Eu sempre soube que Fê seria uma boa mãe, mas confesso que me surpreendi como ela se tornou uma mulher segura, que consegue resolver tudo, sem depender de outras pessoas. Ela sempre tem as melhores soluções, é ágil, esperta, safa para tratar dos problemas mais cabeludos.

Com a Luisa, Fê e o marido assumiram todas as tarefas. Cheguei a tirar férias para me dedicar à minha primeira neta, mas só ficava de visita quando ia à casa deles. Eles faziam tudo sozinhos. Eram dois parceiros querendo aproveitar cada momento daquela nova vida. Foi tanta simbiose que a Fê sofreu bastante para desgarrar da Luisa. Depois, veio o Bento e tudo foi ainda mais tranquilo. Fê se transformou numa craque quando o assunto é crianças.

Neste livro que chega agora às suas mãos, leitoras e leitores, Fê mistura esses dois dons que já vieram com ela:

mãe e conselheira. Aqui, ela divide seus aprendizados e mostra seu dia a dia com os filhos, sem dar ordens ou receitas prontas para os leitores. São experiências — boas e ruins — pelas quais passou nestes anos tão intensos e felizes de maternidade.

Assim como eu sempre recorro à Fê quando preciso de conselhos, tenho certeza de que vocês também vão gostar do que minha filha diz nas próximas páginas. Palavra de pedagoga e mãe.

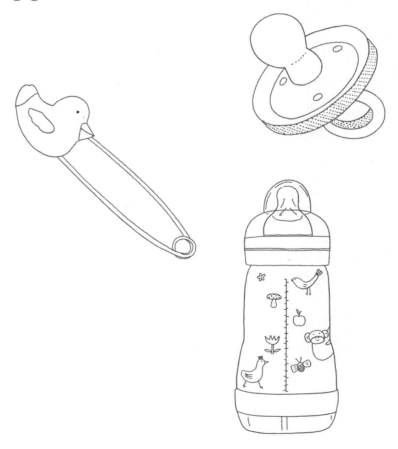

INTRODUÇÃO
Sou a melhor mãe que posso ser

Ser mãe é o meu melhor papel. A frase pode parecer clichê, e é, mas no meu caso é a mais pura verdade. Muita gente que me conhece como atriz de novela ou me viu garota em seriados ou propagandas de televisão não pode nem imaginar que desde muito menina meu maior sonho era ser mãe. Ainda me lembro de uma entrevista para um jornal, quando tinha uns onze anos, em que eu dizia textualmente que o que mais desejava na vida era ter filhos. O projeto de maternidade estava lá, firme e forte, durante toda a minha infância, adolescência e o início da idade adulta, com ou sem namorado. Apenas sabia que um dia seria mãe. Sabia não, tinha certeza absoluta.

Era uma obsessão mais do que declarada. Era a minha viagem, assumidamente minha, que hoje sei muito bem que não é a de muitas mulheres, que preferem não ter filhos para seguir outros caminhos na vida. Mas eu, ali na virada para os trinta anos — quando meu corpo estava preparado e o namoro com um amigo tinha engatado —, liberei geral e imediatamente me vi grávida. G R Á V I D A!

A gangorra de emoções estava só começando, e, claro, nunca mais saí dela. Hoje são dois filhos, uma menina e um menino, Luisa e Bento, e muita, muita história para contar. 😍

Desde o primeiro momento aprendi que o imensurável coração de mãe está sempre sendo testado. Muito antes de ter o bebê nos braços. O que é a sensação de descobrir que o teste de gravidez deu positivo? Ou escutar o tum-tum ritmado do coração do seu filho na primeira ultrassonografia, mostrando que, sim, tem um bebê de verdade na sua barriga!? Ou mesmo de preparar o quarto para recebê-lo? Como, enfim, meu maior sonho estava se tornando realidade, vivi cada segundo da minha gravidez. Me dediquei como uma aluna aplicada para o vestibular da carreira mais disputada: fiz cursos, li livros, conversei com outras mães e pais, anotei muito e tudo. Estudei bastante e me senti muito preparada. E, sobretudo, relaxei. Virei outra pessoa. Se antes eu batia boca quando não concordava com alguma coisa ou me estressava à toa, durante os nove meses de espera da minha filha foi muito difícil, praticamente impossível, me tirar do sério. Descobri que não adiantava nada ficar pilhada com tudo — e mãe sempre fica, eu sei, nunca tem sossego —, mas me esforcei ao máximo e virei o que eu chamo de "Buda-mãe": um ser zen, relaxado, tranquilo, com fé de que tudo daria certo.

A gravidez tem incômodos? Sim, claro. É um processo de muitas mudanças! O corpo se transforma, os hormônios gritam, o cabelo muda, a pele, a unha, temos sono, insônia, enjoo, fome, desejos, vontade de fazer xixi a toda hora, inchaço... Enfim, de novo a tal gangorra de emoções. No meu caso, aprendi a olhar todos esses pontos de um jeito positivo, tranquilo, curtindo cada sensação.

O turbilhão de sensações era tão intenso desde o início da gravidez que tive uma vontade enorme de começar a colocar no papel aquilo tudo que estava acontecendo dentro de mim. Passei a anotar o que sentia de bom e de ruim, todas as dicas (ah, as famosas dicas!), tanto as que me foram úteis como as que não deram certo. Comecei a escrever textos, ideias, pensamentos no meu diário de gravidez. Eu estava gerando, praticamente chocando, 😄 uma nova vida, e tinha tempo livre, então foi a maneira de colocar para fora todos os sentimentos que experimentava naquele momento tão esperado e desejado.

A Luisa nasceu e foi tudo lindo desde o primeiro momento em que vi aquela *mini-me* saindo da minha barriga. E a partir daí as emoções só aumentaram — junto com o cansaço, porque ser mãe de recém-nascido é morrer de sono o tempo todo e estar eternamente acabada, com olheiras. Apesar de todo o companheirismo do meu marido, eu passava as noites igual a um zumbi, dando umas pequenas cochiladas e olhe lá. Era como se estivesse numa prova de resistência do *Big Brother Brasil*!

Mas, finalmente, eu tinha o meu tão sonhado bebê no colo e, claro, queria espalhar para o mundo tudo o que estava vivendo. Espalhar, contar, dividir. Era tudo tão intenso, tão forte, tão completo e tão complexo que, de novo, precisava dividir a experiência desses dias tão incrivelmente fascinantes quanto extremamente cansativos. Meu jeito foi colocar no jornal, no MEU jornal. Durante o primeiro ano da Luisa, minha ponte para o mundo foi o *Luisa News*, um jornal criado por mim — com textos e fotos — em que contava as novidades e sensações do bebê para minha família e amigos. Eu fazia tudo sozinha e mandava para todo mundo por e-mail. Optei por colocar a própria Luisa contando as aventuras de ser uma bebê recém-chegada ao mundo, suas descobertas diante de uma vida inteira pela frente. Volta e meia alguém me pedia para entrar no grupo e, com o passar do tempo, a lista de quem recebia o jornal ficava cada vez maior. Percebi logo que se divertiam com as minhas histórias, quer dizer, com as histórias da Luisa.

Sempre fiz questão de rir ou fazer piada nos momentos mais estressantes. Descobri na prática que o melhor para mim e para a minha bebê era desmistificar o que se falava sobre gravidez e filhos pequenos. Mesmo as experiências ruins, eu sempre quis olhá-las com humor. Preferia, e ainda prefiro (e como!), rir a chorar. Aliás, continuo achando muito melhor gargalhar do que emburrar! Leveza é a palavra-chave. Sei que tive sorte e continuo tendo na minha experiência de mãe, reconheço. Muitos relatos de mães novatas são pavorosos, assustadores, porque às vezes a barra pesa. Há complicações no pós-parto, crianças nem sempre tão saudáveis, tristeza ou depressão, falta de dinheiro, pouca ajuda... Fatores internos e externos que influenciam diretamente na experiência da maternidade. Tive e tenho meus momentos de tristeza, preocupação e até mesmo desespero, mas nunca desisti da minha busca pelo equilíbrio e pela leveza. Continuo nesse desafio todos os dias. Meu lema sempre foi e sempre será: "vai passar, vai passar", e... passa!

Passa uma fase, chega outra, vem mais uma e assim seguimos aprendendo. Depois de um primeiro ano intenso, com dedicação total, integral, 24 horas por dia, como se nada mais importasse, não foi fácil me afastar da Luisa, mesmo que fosse por pouco tempo. Até aquele momento, fui muito radical, eu sei. Mas um dia, de repente, percebi que era hora de voltar ao mundo. Precisei fazer análise para desapegar e, obviamente, driblar a culpa e a sensação de dívida que teimam em perseguir as mães desde o primeiro momento que olham para o filho. 😞

Quando o Bento nasceu, seis anos depois, eu já era outra, peguei bem mais leve e aprendi a delegar. O importante, claro, é estar presente na rotina dos filhos, mas isso não quer dizer grudar, colar neles o tempo todo. Ah, também aprendemos, eu e meu marido, que dá para ter uma vida a dois romântica e divertida mesmo com dois filhos.

Voltei ao trabalho e, por falta de tempo, deixei o *Luisa News* de lado. Só que volta e meia esbarrava com alguém que dizia que sentia falta das minhas escritas de mãe. E

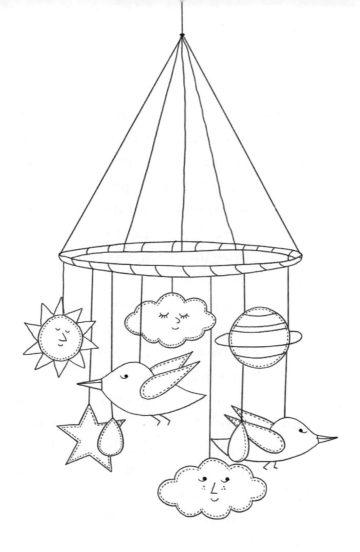

volta e meia também escutava que eu deveria fazer um livro contando as minhas experiências. Naquela altura, já tinha virado conselheira oficial das amigas e conhecidas quando o assunto era gravidez, maternidade, as dores e delícias de ter filhos pequenos. E, claro, ficava toda prosa, apesar de achar que jamais teria pique para encarar um livro inteiro sobre maternidade. Achava...

Pois dois anos se passaram, a Luisa já estava maiorzinha, foi dando aquela vontade de voltar a falar desse universo que me preencheu completamente, que fez de mim uma outra pessoa, uma pessoa muito melhor, tenho certeza! Empurrada pela minha irmã Isabel, tomei coragem e decidi que era hora de dividir as minhas histórias com todos que quisessem. Afinal, eu já tinha tanta coisa escrita, tantas anotações e pensamentos sobre a aventura de ser mãe. Foi aí que nasceu o blog *Cheguei ao Mundo* (http://chegueiaomundo.com.br/).

Nestes anos de escritas sobre mães e bebês, sempre quis dividir, trocar, escutar e ser escutada. Cada bebê é um bebê, cada mãe é uma mãe, cada experiência é única. Mas tem tantas dicas incríveis que funcionaram para mim que também podem funcionar para outras pessoas, não é? Meu objetivo sempre foi abrir meu coração e contar minhas experiências sem exagero ou desespero. Meu sonho e minha pretensão é ajudar outras mães, pais, avós, amigos e quem mais estiver neste barco a lidar melhor com tantas novidades que chegam junto com um bebê. Gosto da imagem de que a criança chega ao mundo com o HD zerado, sem informações (ou quase sem). E então cabe a nós, mães e pais, irmos alimentando esse novo serzinho da melhor forma.

Virei conselheira assumida e adoro esse papel. Aprendi nestes anos de maternidade que sou a melhor mãe que posso ser. É um mantra e um guia, que me seguram quando falta tranquilidade. Porque, claro, ser mãe é andar na corda bamba e aprender que não há mais tantas certezas nesta vida. Fico na mentalização de não querer ser a mãe perfeita. A culpa sempre existe.

Amo ser mãe. É o melhor papel que exerço, como já disse aqui. Então busco o equilíbrio entre o papel de mãe, de profissional, de mulher, de amiga, de filha... Isso é fundamental. São partes que se complementam na vida de uma mulher do século XXI! Escolhi ser mãe desde sempre e este caminho tem me dado paz e felicidade — e muito trabalho. Se você quer embarcar nesta viagem da maternidade, vem comigo agora que eu vou te contar sem dramas que vale muito a pena, apesar das muitas e eternas dificuldades. Tenho muita experiência para dividir e trocar. Vamos lá? 😉

AVISO

Este livro contou com a revisão técnica da ginecologista e obstetra Viviane Monteiro, da pediatra Danielle Lopes e da dermatologista Marina Bittencourt.

Enfim, grávida!

Minha primeira gravidez foi totalmente programada. Ter um filho era um desejo desde que me entendo por gente, mas eu sabia que o melhor seria esperar o momento certo. Na virada dos trinta anos, comecei a namorar um amigo muito querido, de quem nunca escondi minha fixação pela maternidade. Foi tudo tão fácil e tranquilo, com tanta sintonia, que com três meses de namoro já estávamos planejando nosso bebê.

Deixei de usar a pílula e abandonei todos os métodos contraceptivos para uma viagem romântica a dois pela Itália, e hoje tenho certeza de que, antes mesmo de entrar no avião, já estava grávida. Desde jovem eu usava pílula anticoncepcional, e por isso mesmo achava que, depois que parasse de tomá-la, não fosse engravidar tão rápido. Que nada! O corpo da gente é mesmo um mistério.

> O uso de pílula contraceptiva oral inibe a ovulação da mulher durante o período em que for ingerida, mas, ao deixar de tomar a pílula regularmente, o processo é revertido. No entanto, cada mulher tem um prazo diferente para voltar a ovular e, consequentemente, conseguir engravidar.

Na viagem, ainda sem suspeitar da gravidez, me entreguei aos prazeres da comida. Na volta, quinze dias depois, achei que estava bochechuda, mas pensei que o rosto redondinho era resultado da comilança de muitos pães e massas na viagem. Naquela altura, comecei a ter muito, mas muito, muito sono e ficar com muita preguiça. Lembro bem que não sentia mais nada além disso: sono! Mesmo bocejando à toa e com vontade de dormir em qualquer canto, ainda não acreditava que poderia ter sido tão rápido, logo no primeiro mês de tentativas. Só que em seguida a menstruação não veio. Logo eu, que sempre fui regradinha, com o ciclo sempre certo.

Naqueles dias, eu estava passando uma temporada em São Paulo (hoje moro no Rio de Janeiro), onde meu (então) namorado tinha compromissos de trabalho. Ficava horas sozinha em casa. Lembro que desci do apartamento e fui à farmácia comprar um teste de gravidez daqueles rápidos. Tudo sozinha. Fiz o teste e... Caramba, deu positivo! Para mim, era um momento tão esperado, um sonho de tanto tempo, que era difícil acreditar que havia, enfim, chegado a hora. Em dois dias, junto com o meu namorado, fiz simplesmente treze, repito, treze testes de gravidez comprados em farmácia. 😂 Todos deram positivo. Um atrás do outro. Parecia um sonho. Como dizem por aí, a ficha foi caindo aos poucos.

E depois dos treze testes de farmácia, fizemos um exame de sangue para ter certeza absoluta de que havia um bebê na minha barriga! Nesse teste, o resultado não é positivo ou negativo, mas um número que se refere à dosagem do hormônio beta-HCG, que só é produzido pela mulher quando ela está grávida. Os números do meu exame estavam nas alturas e não restava dúvida: eu estava gravidíssima! Foi um misto de alegria e choque enorme. Mesmo esperando desde sempre, na hora que se concretiza, que vira verdade verdadeira, o mundo vira do avesso, parece tudo novo — e, claro, dali para a frente, tudo é diferente mesmo! Afinal, somos pais e vamos ter um filho, um serzinho que vai estar com a gente pelo resto da vida. E isso não é ao mesmo tempo assustador e maravilhoso?

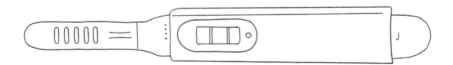

Antes de engravidar, porém, é preciso tomar alguns cuidados. A ginecologista e obstetra Viviane Monteiro diz que as mulheres que querem engravidar devem tomar ácido fólico, para prevenir algumas doenças no bebê, e algumas vacinas. As vacinas podem ser aplicadas durante a gestação, mas o ideal é estar com elas em dia antes de programar a gravidez. São elas: influenza (contra a gripe), hepatite B e difteria, tétano e coqueluche (tríplice bacteriana acelular).

A primeira ultra a gente nunca esquece

Ficar grávida é mesmo viver uma emoção atrás da outra. Você nem bem entendeu que carrega um bebê na barriga, ainda está digerindo o resultado positivo do teste de gravidez, com a adrenalina nas alturas, e lá vem mais uma enxurrada de boas sensações. Um momento único, especial e inesquecível para mães e pais é a primeira ultrassonografia de seu filho. Ainda mais para os marinheiros de primeira viagem, como eu e o meu marido éramos na gravidez da Luisa. Prepare-se, é muito emocionante. 😍

A primeira ultra, que é um exame de imagem sem contraindicação, é feita bem no começo da gravidez, para que o obstetra tenha certeza de que está tudo bem com o bebê. É um alívio e uma tranquilidade saber que está tudo perfeito com nosso filho, que ele está no lugar onde deveria: no útero e não nas trompas, como às vezes pode acontecer. Outra grande descoberta na primeira ultra é saber o tamanho exato do seu filho, e isso é incrível.

> No caso de uma gravidez ectópica, o óvulo fica parado numa trompa, por algum problema como obstrução ou estreitamento, sem conseguir chegar até o útero. Depois da ultrassonografia constatando o problema, o médico tem condições de decidir o que fazer, já que o bebê não vai conseguir se desenvolver ali e há riscos para a mãe.

Cheguei para o exame tão, mas tão ansiosa que fiquei fantasiando que a primeira coisa que a médica falaria para mim é que não tinha bebê nenhum na minha barriga. Juro que me preparei para isso. Até que a doutora colocou o aparelho de ultrassom em mim e soltou um "Opa!". Opa? Ai, meu Deus, "opa" pode ser tanta coisa. Então respondi logo: "Opa, o quê? Fala, não me esconda nada!". Ela riu e disse: "Calma, 'opa' porque já estou vendo várias coisas". E eu: "Coisas boas?". Ela: "Coisas ótimas!". Pensei, claro, são dois. Só podem ser dois, estou grávida de gêmeos! É tanta coisa que passa na nossa cabeça naquela hora, enquanto a médica faz o exame. É uma confusão de sentimentos que deixa a gente muito atordoada.

A médica foi muito paciente e, no monitor — que, para a gente, virou uma televisão —, mostrou e explicou um monte de coisas: o ovário direito, o ovário esquerdo, disse que estava tudo ótimo para a gestação e muito mais. Tanta informação que nem dava para assimilar tudo naquele instante. Até que ela disse o que tanto aguardávamos:

"Esse é o saco gestacional!". Silêncio absoluto na sala. Achei que tinha chegado a hora tão esperada.

A imagem na tela mostrava um círculo preto e, conforme ela passou o aparelho na minha barriga, surgiu uma coisinha branca muito minúscula. E, então, finalmente, veio a frase que eu tinha esperado a vida inteira para ouvir: "Aí está o seu bebê!". "Hã? Esse é o meu bebê? Esse grãozinho miúdo boiando no meio do nada?", perguntei, muito espantada. Ela fez uma pausa e disse: "Sim, e ele tem 2,8 milímetros". Outra pausa. Meu marido e eu falamos no mesmíssimo tempo — como se tivéssemos ensaiado — "2,8 milímetros?". E ela, que já devia estar acostumada com essas reações de surpresa, emendou: "Esse serzinho com menos de 3 milímetros já faz esse som". E um barulho alto, claro e ritmado preencheu todo o ambiente. Tum-tum, tum-tum, tum-tum, tum-tum...

Não consegui esboçar mais nenhuma reação ou pronunciar qualquer palavra. Meu marido também não. Que choque! Aquele serzinho já tinha um coração que pulsava e fazia aquele estrondo?! Que emoção absurda! O som do coração daquele pontinho minúsculo, que estava dentro da minha barriga, era tão forte e alto que o mundo parou naquele momento e, por alguns instantes, ficamos ali, preenchidos por ele. Éramos só nós e aquele tum-tum. ♥

Apenas um pontinho branco no meio da imensidão, com um coração pulsante. "Antes de tudo, nós somos um coração!", foram as palavras sábias da médica. O exame tinha acabado. Saímos da clínica com uma sensação completamente diferente de quando entramos. Éramos outros e agora era concreto, muito concreto: vimos o nosso bebezinho de 2,8 milímetros de puro coração.

Como pudemos levar o DVD com as imagens para casa, vi e revi mil vezes o vídeo da ultra. Parecia uma louca, rindo e chorando ao ver o nosso pontinho branco boiando na imensidão. Uma coisa de maluco. E é! O corpo humano é uma magia e um mistério. Dormi com a imagem do nosso filho na cabeça. Dormi mãe!

Contar ou não contar logo, eis a questão!

Com a confirmação de que, sim, estamos esperando um bebê, surge um dilema nem sempre fácil de resolver: de um lado a vontade de sair espalhando a novidade para o mundo inteiro, em alto e bom som; do outro, o medo real de que a gravidez não vá para a frente e de que a frustração e a tristeza atinjam não só a nós, os pais, mas também um número grande de pessoas. Isso sem contar que ainda pode haver um medinho, uma superstição, que parece coisa de vovó, de que sair anunciando a gravidez logo no começo pode atrair olho gordo ou provocar inveja.

O fato é que temos bem pouco tempo para decidir se anunciamos logo ou não (afinal, a barriga não demora a aparecer), então é bom já pensar sobre isso antes. Fui bem conservadora nas minhas duas gestações e decidi que só abriria a boca para falar do meu bebê depois da 12ª semana. Aliás, também descobri rapidamente que grávida não conta o tempo de gravidez por mês, mas por semana.

> Segundo a dra. Viviane Monteiro, a contagem em semanas aumenta a precisão, já que os meses têm número diferente de dias. Assim, os profissionais de saúde usam sempre o mesmo critério na contagem.

Pesou bastante o fato de já haver muita expectativa de todos os lados: família, amigos e até gente que me conhece somente da TV. Como nunca tinha escondido a minha vontade de ser mãe, sabia que a notícia logo se espalharia se eu falasse. Portanto, segurei toda a minha ansiedade e fiz segredo até para a família. Não foi fácil, mas, em contrapartida, quando finalmente contamos, a chance de não dar certo era bem menor. E, melhor, o momento foi só de festa e alegria.

Como eu sempre digo e repito, cada mãe é uma mãe, cada filho é um filho, e cada família é uma família. Cada experiência é única, por isso, siga seu instinto e, nesse dilema de contar ou não contar logo, faça o que lhe parecer que trará mais felicidade e, mais importante ainda, tranquilidade. Afinal, a hora é de pensar no que é melhor para você e o seu bebê. E é isso que importa.

As primeiras sensações

Sono, muito sono. Das muitas sensações que o início da gravidez traz, a vontade de dormir o tempo todo e uma preguiça absurda foram as que mais me acompanharam no começo da gestação da Luisa. Como sempre amei dormir, não foi um problema! Para ajudar, naquela época, eu não tinha nenhum trabalho fixo, por isso podia dormir o tempo que quisesse. 😴 Todo mundo fala do inchaço no peito logo no começo e também da vontade de fazer xixi, mas o que me marcou mesmo foi aquele sono sem medida nas primeiras semanas. Depois, aos poucos, foi passando.

[
A dra. Viviane explica que esse sono todo é consequência dos altos níveis de progesterona nos primeiros três meses da gravidez. Tende a melhorar a partir do quarto mês. Para controlar o sono, ela sugere a criação de uma rotina, com oito horas de sono à noite e descanso de trinta minutos após as refeições.
]

Minha vontade de ser mãe era tão grande, eu estava tão entregue à gravidez, que até mesmo os sintomas mais esquisitos, chatos mesmo, eu curti. Ainda no começo, lembro bem dos enjoos. Vomitei bastante, muitas vezes. Parecia que estava num barco, mareada. O mais curioso é que eu tinha fome, morria de fome, queria comer tudo naquelas primeiras semanas. Aí comia e, em seguida, já estava embrulhada. E então só vomitando mesmo para passar.

De novo, não custa lembrar que cada corpo é um corpo. Conheço gente que passou tão, tão mal no comecinho da gravidez que chegou a emagrecer. Também já escutei amigas dizendo que é melhor sentir até mesmo sintomas menos agradáveis do que não senti-los. Essas sensações todas no corpo dão a certeza de que há alguma coisa muito importante se passando dentro da gente, defendem. E isso é demais, está tudo acontecendo como tem que acontecer.

[Para tentar diminuir os enjoos, a dra. Viviane indica fazer refeições menores e mais frequentes, dar preferência a alimentos frios e ter na bolsa pequenos lanches (biscoito de água e sal e frutas secas, por exemplo). E não deixar de tomar líquido, mas aumentar a frequência e diminuir o volume da ingestão.]

Ela também ressalta que é comum o corpo da mulher passar por muitas transformações no começo da gravidez, com sintomas que variam na frequência e intensidade. Ela lista os principais:

- **SINTOMAS GERAIS:** alterações de apetite, podendo ocorrer os famosos desejos e também repulsa por determinados alimentos; dores de cabeça ocasionais, tonturas, cansaço, sonolência e aumento da frequência com que fazemos xixi.
- **MUDANÇAS NA PELE:** é comum o aumento da oleosidade, o que pode se refletir na região capilar e possibilitar o aparecimento de acne no rosto.
- **PROBLEMAS GASTROINTESTINAIS:** prisão de ventre, gases, má digestão, náuseas, vômitos e salivação excessiva.
- **MUDANÇAS NOS SEIOS:** maior sensibilidade, dor, sensação de peso e aumento do volume.
- **MUDANÇAS EMOCIONAIS:** irritabilidade, oscilações de humor, períodos de euforia alternados com períodos de medo.

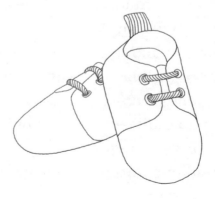

Parceria

Sei que nem toda grávida pode contar com um companheiro (ou companheira) de fato durante a gestação, mas, quando se tem alguém para dividir esse período tão delicado, um parceiro (ou parceira) de verdade, todas as fases ficam bem mais fáceis e leves. E olha que nem estou falando do parto, dos primeiros momentos com o bebê em casa e toda a avalanche de emoções e trabalho que vem para cima da gente com a chegada de um recém-nascido.

Como nosso primeiro filho foi tão esperado e desejado, nós, eu e meu marido, mergulhamos de cabeça, unidos, na espera dele. Logo de cara, ele fez um movimento de puro amor: se mudou de cidade para ficarmos juntos. Lembro bem o dia que chegou na minha casa apenas com uma mala azul. Me surpreendi com tanto despojamento, e ele deu a melhor resposta: "Não preciso de nada além do que está nesta mala, porque a partir de agora vamos construir uma família e vamos conquistar tudo juntos".

E garanto que todo esse apoio, parceria, troca, foram fundamentais para uma gravidez tranquila, sem qualquer sobressalto maior. A parceria se faz, antes de mais nada, com a presença. Fizemos tudo juntos: consulta com obstetra, ultrassonografias, planejamento do parto, compras, a decoração do quartinho do bebê. E ainda nos matriculamos num curso para casais grávidos. Isso sem contar os momentos em que curtíamos a barriga bem agarradinhos, conversando com nossa criança, ou em que ele tocava violão para ela. Foram minutos e horas mágicos, de pura paz e união, enquanto sonhávamos acordados pensando nos próximos anos da nossa vida com o filho que estava se formando dentro da minha barriga, a mistura de nós dois.

Também sabíamos que, se o prazer é dividido entre pai e mãe, as tarefas e obrigações devem ser equivalentes. E este passou a ser um dos nossos lemas. Mas desde o começo decidimos também não ter uma balança tão afiada assim. Não dá para ficar medindo todos os esforços sem parar, senão a gente enlouquece e começa a brigar à toa. Não há nada mais desgastante para um casal do que um fazer cobranças ao outro o tempo todo. Bom senso, amizade e companheirismo são chaves para uma parceria de verdade. E meu conselho fundamental é deixar a preguiça de lado porque bebê dá trabalho mesmo. E se você não tem esse companheiro como eu tive, arregace as mangas e vamos nessa, você vai dar conta! 😊

Buda-mãe

Desde os primeiros momentos da gravidez da Luisa, minha vibe foi de tranquilidade, calma, paz e amor. Uma Buda-mãe, como eu gosto de repetir, porque a ideia sempre foi exercitar a serenidade e o equilíbrio, não importa o que acontecesse. Sei que pode parecer um sonho impossível, uma utopia mesmo, num mundo tão corrido e tão cheio de informações (muitas vezes ruins!). Meu projeto de gravidez, no entanto, foi de me tornar a mãe mais suave e harmônica do mundo, sempre tentando me conectar com as boas energias, para deixar meu corpo sereno e tranquilo.

Minha sensação é de que virei uma chave. Já que eu queria tanto ser mãe, decidi que seria leve, sem as neuroses que podem perturbar a paz de quem está gerando um novo ser. Quanto menos caraminholas, melhor, eu vivia repetindo para mim mesma! É um exercício, porque as ideias boas ou ruins geralmente estão todas na nossa cabeça. Um exercício mental em busca de paz, que começa justamente com a respiração e em momentos em que se está sozinha com o bebê. Eu ficava comigo e com ela, sentindo minha respiração, cada pedacinho do meu corpo, as mudanças nele, e tentando me aproximar daquele bebê na minha barriga. Sei que nem todo mundo tem tempo de sobra, que a vida é corrida, mas minha sugestão é que, mesmo que você, futura mãe, trabalhe como uma louca, corra de um lado para o outro, tente ficar a sós com sua barriga pelo menos alguns minutinhos diários, conversando com ela e sentindo seu corpo em mutação. Essa prática, todos os dias, pode ajudar na busca pela tranquilidade.

É possível ser uma Buda-mãe mesmo sendo das mais "pilhadas". Sei do que estou falando porque sempre fui mais agitada, nervosa mesmo, em alguns momentos, como no trânsito. Eu podia — e às vezes ainda posso — me exaltar com qualquer coisa que não desse certo ou até debater calorosamente um tema por horas a fio. Mas, na gravidez da Luisa, eu simplesmente não quis saber de mais nenhuma discussão. Se alguém estava debatendo um tema polêmico, eu simplesmente saía de perto. Deu tão certo que minha família e meus amigos às vezes nem me reconheciam!

Algumas situações também facilitam essa harmonia. Escutar uma música clássica pode embalar os momentos solitários de "conversa" com o bebê. Caminhadas ao ar livre, sentindo a respiração tranquila, também são muito bem-vindas. Para quem pode e tem tempo, há ainda uma série de aulas específicas, como as de ioga para gestantes, com movimentos suaves e harmônicos. Na gravidez do Bento, por exemplo, nadei na piscina a partir do quinto mês (com a autorização do obstetra, claro) e não havia sensação melhor para me conectar com o bebê na barriga, já que a água deixa, literalmente, tudo mais leve, até mesmo um barrigão de nove meses!

E, final e principalmente, aconselho ficarem longe de tudo que traga instabilidade aos seus pensamentos. Fujam de histórias trágicas ou relatos assustadores sobre bebês e gravidez. Tem gente que adora esbarrar em grávida e sair contando as coisas mais absurdas, perfeitas para aumentar a paranoia. Da mesma forma que a internet também está cheia de tragédias. Filtrei as informações, procurei as fontes mais seguras, as publicações com referências médicas e não me arrependo nem um pouco. Não se trata de alienação, é preservação de si!

Luisa menino
ou o erro da ultra

Não é comum, mas, ao analisar a ultrassonografia, os médicos também podem errar. Afinal, são seres humanos e, como qualquer pessoa, se equivocam às vezes. Foi o que aconteceu comigo na gravidez da Luisa: a médica que fez um dos primeiros exames apostou que era um menino! O mais curioso é que, desde sempre, minha intuição me dizia que meu primeiro filho seria uma menina. E foi essa a minha certeza desde que soube que estava grávida. Na primeira ultra, que em geral acontece na sexta ou sétima semana de gravidez, o bebê tem cerca de um centímetro. Então, é impossível saber o sexo. A revelação pode acontecer por volta da 12ª semana, mas muitos médicos preferem nem arriscar um palpite nesse momento. O melhor, descobri depois, é esperar a 15ª ou a 16ª semana para se ter certeza absoluta. Ou, para quem tem a oportunidade e recursos, há um exame de sangue que diz logo no começo — e com precisão — se é menina ou menino.

Minha convicção de que seria mãe de menina era tanta que quase caí para trás quando a médica, na minha 12ª semana de gravidez, diante da tela com a imagem do bebê, disse que era um menino. E assim passamos algumas semanas acreditando que teríamos um garoto, embora no meu íntimo eu não estivesse tão convencida assim — instinto materno é poderoso mesmo!

    A reviravolta, ufa, aconteceu em outra ultra de rotina e com outro médico. Ele começou a passar o aparelho na minha barriga e logo perguntou se já sabíamos o sexo do bebê: em coro, eu e o meu marido dissemos que era um menino. E aí, com total descontração, o médico respondeu, fazendo piada: "Ah, se for menino, vai fazer xixi sentado". Na hora pesquei a brincadeira e entendi que, na verdade, nosso bebê era uma menina. Sim, eu estava certa desde o início — a Luisa estava a caminho.

A maluca da ultra

Depois da primeira ultrassonografia, que dá a certeza de que há mesmo um bebê na nossa barriga e pela qual é possível escutar o coração dele batendo bem forte, confesso que minha vontade era fazer uma toda semana, para acompanhar cada mínimo detalhe do que estava acontecendo dentro de mim. O desejo ficou ainda maior quando escutei a história — não sei até hoje se é verdade ou não — de uma grávida que tinha um aparelho de ultrassonografia em casa para ver o bebê quando quisesse. Na época achei o máximo. Se pudesse, teria feito igual. 😂 Como os médicos não recomendam tantas ultras assim — não porque faça algum mal direto à mãe ou ao bebê, mas porque pode acabar provocando ansiedade —, tive de me contentar em fazer os exames de praxe, que são no mínimo uma ultrassonografia por trimestre, sendo fundamentais as morfológicas do primeiro e segundo trimestres.

Sim, eu era dessas que voltava com o DVD da ultra para casa e imediatamente ia para a frente da televisão para ficar olhando cada detalhe do meu bebê. Via, voltava, parava em cada imagem. Babava com tudo: se ela se mexesse para um lado, para o outro, se colocasse a mão na boca. Juro que eu ficava horas a fio diante daquelas imagens, só viajando nos movimentos do meu bebê. Para mim, não havia programa melhor.

Dicas sobre dicas

Não adianta fugir: se você está grávida, saiba que em todo lugar sempre haverá alguém que se acha muito bem-intencionado querendo lhe dar uma dica infalível sobre a gestação e os bebês. Pode ser sobre como evitar manchas de pele na gestação ou não ter estrias, se preparar para o parto, amamentar, ter mais leite, dar banho, fazer papinha, introduzir alimentos, fazer o bebê dormir bem (este tema, aliás, está na lista dos *top ten* das dicas, porque todo mundo tem uma sobre o assunto!), lidar com a primeira febre... A lista é imensa, enorme, uma verdadeira loucura, porque o que os "conselheiros" querem mesmo é aconselhar a todo custo, não importa onde e como.

Então, muito cuidado para não perder a paciência ou enlouquecer com tantas sugestões. Minha dica sobre as dicas é tratar tudo com humor, tentando filtrar o que é bom e o que é ruim, sem levar tão a sério. Algumas dicas que me deram pareciam ótimas e eu fazia questão de registrá-las no meu caderno de anotações de grávida, mas outras serviam mesmo para entrar por um ouvido e sair pelo outro.

A saga das dicas começa assim que você anuncia a sua gravidez. Rapidamente já tem gente querendo sugerir táticas incríveis para evitar enjoo, descobrir o sexo do bebê, preparar o bico do peito... E, para piorar, conforme a barriga vai crescendo, a quantidade de pessoas desconhecidas que acham que podem se intrometer na sua vida, dizendo o que você deve ou não fazer, só aumenta. Haja paciência e bom humor para não cair na tentação de dar um fora daqueles. Eu agradecia, ria e saía de perto.

Mas a verdade é que, depois de ter filho, nunca mais você vai deixar de escutar alguém vindo com uma sugestão, dica, mandinga, conselho... Não para nunca, nunca mais. Ainda pior são os contadores de tragédias, que fazem questão de lembrar de histórias tristes sobre gravidez e nascimento de bebês. É preciso abstrair e dar boas risadas para não nos contaminarmos. E se surgir uma dúvida de fato, uma questão ou até mesmo um medo, converse com o seu médico, porque ele será o melhor conselheiro, tenho certeza.

As dicas na gravidez são tão frequentes que rendem até piada. Quando eu estava grávida do Bento, fui convidada pela equipe do programa de humor *Tá no Ar*, da Rede Globo, para fazer uma participação especial, que deu muito o que falar (e continua dando porque o vídeo está disponível na internet, com o nome "O livro do bebê dos outros"). Meu papel era de uma grávida que fazia ironia com a mania de as pessoas darem conselhos para futuras mães.

Me diverti à beça. A cena, que imitava um comercial, me representava e continua me representando, apesar do paradoxo de eu mesma viver oferecendo dicas de mãe. 😂 Tem que rir mesmo de todo mundo achando que sabe o que é melhor para o NOSSO filho!

Eu, gravidíssima, com uma carinha das mais angelicais, apareço num quarto de bebê, falando com uma musiquinha fofa de móbile infantil ao fundo: "Ter um bebê é um momento muito especial. Cuidar de um filho mexe não só com você, como com toda a sua família".

Entra uma mulher e diz: "Se o bebê chorar, a primeira coisa é ver se a fralda está suja". Entra outra e fala: "Depois de mamar, o bebê tem que ficar no colo um tempo, que é para não dar refluxo". E, em seguida, um homem aparece e diz: "Não usa perfume perto dele para não dar alergia na criança".

E a câmera volta para mim, que comento: "Não é lindo todo mundo saber o que é melhor para o seu filho? Por isso, nós reunimos todas essas milhares de dicas no maravilhoso *Livro do bebê dos outros*. Tudo que você NÃO pediu pra saber, tudo o que a sua mãe, a sua sogra, a sua irmã e o seu cunhado dizem pra você nesse momento lindo está reunido aqui, no *Livro do bebê dos outros*. Mais um lançamento da Editora Meta-se Com a Sua Vida".

É ou não é pura verdade?

Cursos para casais grávidos

De alguns anos para cá, cursos para casais grávidos entraram na moda. E faz todo sentido, porque antigamente, quando se tinha um filho, na maioria das vezes se podia contar com a ajuda da família, tanto para o trabalho mais pesado de cuidar de um recém-nascido quanto para se aconselhar. Em geral, os avós moravam perto, e a vida era bem menos corrida. No mundo de hoje, na maior parte dos casos, mãe e pai precisam aprender a se virar sozinhos. E aí nada melhor do que se preparar antes de ver a confusão doméstica instalada.

Meu marido e eu fizemos aulas durante a gravidez e não nos arrependemos. Pelo contrário. Hoje, repensando, se eu pudesse, teria feito todas as disponíveis, porque a gente aprende como lidar com situações corriqueiras do dia a dia de um bebê que jamais imaginaríamos se não fôssemos pais. Em contrapartida, é preciso discernir o que serve ou não para cada família, pois no fim das contas quem vai cuidar daquele bebê somos nós. Por isso, é importante ter informação, mas sem nunca deixar de levar em conta nosso instinto. Cada bebê é um bebê, e ninguém vai conhecer melhor o seu do que você mesma!

Minha primeira sugestão é se informar sobre os cursos disponíveis na sua cidade, perguntando para os amigos que já são pais, trocando experiências, buscando conhecer quem vai dar as aulas. Tente descobrir o perfil do professor para ver se combina com o seu, pergunte para outros alunos, ouça e escolha.

Nós decidimos por três temas que pareciam se encaixar mais com as nossas expectativas. O primeiro e básico para mim era o curso de amamentação, queria ter certeza de estar bem preparada para o momento tão sonhado de alimentar meu bebê, sem sofrimento ou angústia. Pensei que, quanto mais eu soubesse sobre o assunto, mais prazerosa seria a amamentação. E estava certíssima. O curso me deu ótimos insights, diminuiu a quantidade de medos e fantasmas.

Outra decisão sábia foi a de fazer um curso sobre o banho. Eu achava que entraria em pânico ao ter de segurar aquela coisinha miudinha nos braços e, ao mesmo tempo, passar sabonete nela, me preocupando ainda com a temperatura da água. A aula foi fundamental para tirarmos todas as nossas dúvidas — e, melhor ainda, descobrirmos os poderes sensacionais do banho de chuveiro com o bebê.

E, finalmente, também apostamos no curso de haptonomia. Nunca escutou falar? Eu também não tinha ouvido, mas recomendo. Trata-se de uma técnica que ensina o pai a entrar em contato com o bebê ainda no ventre, através de toques na barriga. É uma comunicação muito interessante que permite ao pai ter sensações mais concretas em relação ao filho, aproximando-se mais e vivendo mais intensamente a paternidade mesmo antes de a criança nascer.

A minha, ou melhor, a nossa conclusão é que os cursos para grávidos podem ajudar muito. É possível tirar muita vantagem desses especialistas, mas, como já disse, sempre considerando o que é melhor ou mais adequado para sua família, porque na prática nem tudo segue uma bula tão clara. Os cursos devem acrescentar informações à sua bagagem, e não limitá-la. Minha dica é escutar, aprender e usar tudo da forma que lhe parecer mais razoável. E, sobretudo, não ser radical. Na prática, o casal e a criança é que vão ditar as regras.

Peso na gravidez

Nunca fui de comer muito ou de ter muita fome. Sou daquele tipo de pessoa que, dependendo da situação, pode até se esquecer de se alimentar. E sempre tive preferência por comida salgada. Não dava muita bola para doces. Mas tudo mudou de figura depois de engravidar da Luisa. De repente, não mais que de repente, virei uma formiguinha, só pensava em doces. E tinha vontade de tudo, das besteiras mais absurdas, como churros com muito doce de leite e cereal de milho daqueles beeem açucarados. ☹ Acreditam que virei a melhor amiga do vendedor de churros da minha rua, o tio César? Confesso que chutei o balde, exagerei muitas vezes, tanto que cheguei a passar mal por comer em excesso. Logo eu, quem diria?

Isso não quer dizer que eu não me preocupava com a alimentação. Até comia legumes e frutas, mas realmente exagerei nos doces. Fiz caminhadas regularmente, só que acabei engordando mais do que deveria, é o que percebo hoje, passados alguns anos. Engordei treze quilos, o que pode não parecer muito para uma mulher de tamanho médio, mas foi demais para alguém com o meu biótipo: sou magra, não muito alta e estreita. No final da gravidez, percebi que fui trash demais, porque me sentia inchada, muito bochechuda, com os pés iguais a um pão doce. E prometi a mim mesma que, se engravidasse de novo, tudo seria diferente — e foi, como vou contar mais adiante. Só adianto que comer menos avassaladoramente na gravidez do Bento me deixou mais leve e equilibrada. Esta é uma vantagem de uma segunda gravidez: a gente sabe o que fez de errado e tem a chance de melhorar.

Sei agora que tive sorte porque engordar muito durante a gravidez pode ser uma das causas da diabetes gestacional. Preocupar-se em não ganhar peso em excesso é saudável, mas não pode virar paranoia. Comer sem exageros é a minha recomendação.

> A diabetes mellitus gestacional é a intolerância a carboidratos, de graus variados de intensidade, diagnosticada pela primeira vez durante a gestação e que pode ou não se manter depois do parto. Todas as gestantes, independentemente de apresentarem fatores de risco, devem realizar uma dosagem de glicemia no início da gravidez, antes de vinte semanas, recomenda a dra. Viviane.

Cuidados e dicas de beleza

Manter-se saudável durante a gestação é fundamental para o bem-estar do bebê. E por que não aliar beleza à saúde? Há uma série de recomendações médicas que podem deixar a futura mãe tão bonita quanto saudável. Eu, por exemplo, usei cremes hidratantes para o corpo e protetor solar (sou muito branca, preciso sempre me precaver contra o sol) e também fiz drenagem linfática para tentar diminuir o inchaço no fim da gravidez. Para esses cuidados, nada melhor que ouvir os médicos.

[Seguem algumas recomendações da dermatologista Marina Bittencourt e da ginecologista e obstetra Viviane Monteiro:]

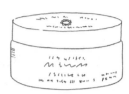
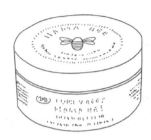
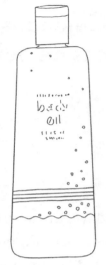
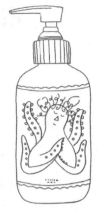
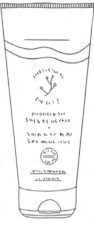

- **CREMES PARA O CORPO:** a pele da grávida tem tendência a ficar mais ressecada, e ninguém quer acabar a gravidez tendo de lidar com estrias pelo corpo. Por isso, desde o começo, invista dinheiro e tempo em cremes, muitos cremes. O ideal é passá-los mais de uma vez ao dia, de preferência depois do banho, quando os poros ainda estão abertos e a absorção é melhor. É apropriado utilizar sempre cremes corporais específicos para gestantes, pois outros produtos podem conter substâncias que devem ser evitadas. Converse com seu obstetra e dermatologista e peça indicações. O importante é se besuntar toda, certificando-se de que não esqueceu nenhuma parte do corpo — esse cuidado pode se tornar um momento de troca com seu bebê, de aconchego. Você pode intensificar essa proteção comprando sabonetes hidratantes. Sua pele vai agradecer.

Além dos cremes e sabonetes, outro ponto importante para evitar estrias é não ganhar muito peso, para que a pele não seja ainda mais estirada. Contra possíveis marcas na pele, o melhor caminho também é caprichar na hidratação, pois a pele seca tem maior predisposição a eczemas e coceiras, o que pode deixá-la marcada.

- **PROTETOR SOLAR:** durante a gravidez é muito comum o surgimento de manchas escuras, amarronzadas, na pele, sobretudo no rosto. É o melasma, causado pela produção excessiva de melanina (pigmento marrom ou preto que colore a pele e protege contra a radiação solar) em mulheres grávidas. As peles negras, que, em geral, envelhecem menos do que as mais brancas, tendem a ter mais melasma, justamente por causa da maior quantidade de melanina. E quem tem tendência a apresentar sardas pode ver o número delas aumentar durante a gravidez. Para evitar as manchas, a melhor sugestão é aplicar protetor solar em todo o corpo — principalmente no rosto — logo ao se levantar, após a higiene matinal. Se até a radiação da tela do computador pode deixar sua pele manchada, imagine sair ao sol de verão num país tropical? Dê preferência àqueles com fator de proteção solar (FPS) 30 ou superior — você pode escolher ainda um protetor que também funcione como base, tonalizando a pele. Importante: use protetor inclusive nos dias nublados, pois mesmo neles a radiação ultravioleta está presente.

- **DRENAGEM LINFÁTICA:** a massagem é outro investimento em você que vale muito a pena, porque dificilmente uma grávida não sofre com o inchaço e a retenção de líquido. Somente beber entre dois e três litros de água por dia não resolve. Ainda mais se você chegar ao final da gestação no verão, num país quente como o nosso. Só não é recomendável mexer na barriga. De resto, é um tremendo alívio para a gestante sentir os pés e as pernas mais leves depois de uma sessão de massagem. Mas é preciso que você converse com o seu médico antes, a fim de verificar se a drenagem é indicada no seu caso.
- **MEIAS COM COMPRESSÃO:** outra boa dica para a grávida que não quer chegar ao fim do dia com os pés inchados, principalmente nos últimos meses da gravidez, é usar meias de suave ou média compressão. São aquelas chatinhas de colocar de tão apertadas — principalmente com uma barriga grande no meio do caminho — e também bem calorentas. Mas é incrível como funcionam.

Antes da amamentação

Como um dos meus grandes sonhos da maternidade era poder amamentar, minha preparação para isso começou já na gravidez. Aluna aplicada que fui na espera da Luisa, fiz um curso, como contei, a fim de aprender tudo que conseguisse para poder desempenhar esse papel da melhor forma. São tantos conselhos, dicas e ensinamentos sobre o assunto que, para muitas grávidas, a amamentação acaba virando um desafio. Que gestante nunca se perguntou se daria conta de alimentar um bebê só com o leite do peito durante os primeiros meses? Eu me fiz essa pergunta muitas vezes e, por isso, achei melhor seguir à risca tudo que fui descobrindo que deu certo com outras mães. Ah, que ninguém se iluda: dá trabalho, cansa, mas, pelo menos para mim, é uma das sensações mais incríveis que uma mãe pode ter. 😍

Para tentar ajudar, vejam a seguir as minhas dicas de como se preparar para dar de mamar. Elas deram muito certo comigo, e espero que deem para você também. Não custa tentar! Mas, caso não dê certo com você e a amamentação vire um pesadelo, não se sinta menos mãe por isso! O importante é seu filho estar bem e saudável.

- **SOL:** os raios de sol são os melhores amigos na temporada pré-amamentação. Não há nada mais natural na preparação dos seios para as mamadas do bebê. Dez minutinhos diários de sol nas aréolas e nos mamilos vão fortalecendo a pele da região, de modo que não sofra (tanto) com os machucados ou as rachaduras que podem surgir após a sucção pela criança. Fique atenta, porém: não se exponha ao sol forte, mas sim àquele matinal, antes das 9h30, ou de fim de tarde, depois das 16h30. O ideal é não passar de dez minutos de sol. E ninguém precisa fazer topless na praia ou em casa. 😏
O segredo que me ensinaram, e eu passo adiante, é pegar uma camiseta usada, daquelas bem velhinhas, e cortar um círculo na altura dos seios, de modo que a aréola fique de fora. E aí basta aproveitar os raios de sol na varanda ou no quintal da sua casa ou apartamento. Eu, que tenho a aréola do peito bem rosada, fui vendo a transformação dela com o tempo: foi ficando cascuda, grossinha, pronta para encarar o trabalho de dar de mamar.
- **MASSAGEM COM TOALHA:** outra técnica é, depois do banho, passar a toalha na região da aréola, para ir fortalecendo a pele. É mais uma forma de essa região do corpo ir se acostumando com o atrito, que muito em breve vai fazer parte do dia a dia.

- **CONCHA:** é possível também deixar os mamilos mais preparados para a tarefa de amamentar. Há diferentes tipos de mamilo: o meu era pequeno, por isso tive de ir preparando-o aos poucos, também durante a gravidez. Nesse processo, pode-se utilizar uma concha rígida de amamentação, comprada em farmácias ou lojas de produtos de bebê. Ela é colocada sobre o seio e tem um buraquinho que deve ser encaixado no bico. Deve ser usada dentro do sutiã, durante o dia. Assim, aos poucos, o bico vai ganhando mais forma. Comecei a usar depois da trigésima semana de gravidez e deu certo.

Ufa, começou a mexer

Em meus sonhos recorrentes de maternidade, quando me imaginava grávida, uma grande curiosidade me invadia: como seria sentir o bebê mexendo dentro da minha barriga? Minha fantasia era de que seria uma viagem, uma coisa de outro mundo. Não é incrível pensar que há um ser dentro de você que tem vida própria? E é capaz de se mexer independentemente da sua vontade?

A verdade é que, quando você descobre que está grávida, muitas vezes não há nenhuma alteração no corpo. Apesar de acharmos instantaneamente que a barriga já está maior, é tudo apenas vontade de ver o corpo mudar logo. Depois, geralmente, começam os enjoos, um gostinho meio estranho na boca, a vontade imensa de fazer xixi, o peito inchado... Ou seja, as sensações mais divertidas demoram um pouco, que são ver a barriga ganhar novos tamanhos e, ufa, sentir as primeiras mexidas do bebê.

Desde o começo da minha gravidez, fiquei muito atenta aos sinais do meu corpo. Desejava tanto sentir os chutes e as reviravoltas da Luisa que várias vezes, ainda nos primeiros três meses, tive a impressão de que ela já estava se mexendo. Sonho meu. Ou melhor, delírio meu. Apesar de toda a minha concentração e escuta total do meu corpo, o tão esperado momento em geral acontece em torno da vigésima semana, explica a obstetra Viviane Monteiro. Ela acrescenta que pode acontecer na 16ª semana no caso de mulheres que já gestaram previamente. Quando tudo acontece, é bem diferente de sentir cólica ou gases. Para mim, desde as primeiras mexidas, a sensação era a de que a Luisa tinha se transformado num peixinho que, ao nadar, batia com as nadadeiras no aquário chamado útero. Me vinha à cabeça a imagem de um peixinho dentro daqueles sacos plásticos, nadando de um lado para o outro.

Eu amava sentir essas remexidas de quando a barriga ainda não estava explodindo. Era tudo bem suave, gostoso mesmo, e muito diferente do que viria depois, no final da gravidez, e que, prometo, conto mais tarde.

Escrita que acalma

Cada grávida vai descobrir maneiras de lidar com as inúmeras emoções envolvidas na espera para ver a carinha do filho. São nove longos meses, tempo suficiente para se ter muita ansiedade e fantasiar tanto coisas boas como ruins. Por isso, nada melhor do que encontrar o que chamo de táticas de sobrevivência: as melhores formas de ter paz, bem-estar, equilíbrio, suavidade e serenidade, enquanto a barriga vai crescendo.

Logo no início da minha primeira gravidez, percebi que escrever me acalmava. Simples assim. Em vez de brigar com emoções e sensações, comprei um lindo caderno e comecei a colocar para fora, com palavras, tudo que se passava dentro de mim. Não, não havia nenhuma pretensão literária. 😬 Aliás, nunca me vi como escritora, muito menos imaginava que um dia iria dividir aqueles textos e pensamentos com outras pessoas — a vida tem dessas surpresas! Mas naquele momento, de alguma forma, eu precisava da introspecção que a escrita oferece. Ficar quietinha, refletindo sobre o que escrever e sobre a melhor maneira de expressar o que se passava dentro de mim, foi um remédio muito suave e inspirador.

E então, diante dessa descoberta maravilhosa, desse tranquilizante natural, passei a escrever muito, me apeguei à escrita. Comecei a anotar tudo que acontecia comigo, todos os detalhes das sensações e transformações do meu corpo. Também decidi registrar sugestões e ensinamentos que poderiam me ajudar no futuro. Todos os dias, religiosamente, passava horas debruçada sobre meu caderno de anotações, escrevendo, escrevendo, escrevendo...

Depois do nascimento da Luisa, o caderno virou um tesouro, um guia, uma bússola. Enfim, uma espécie de bíblia para se entender a complexa cabecinha de uma mãe que espera o primeiro filho, e também uma peça fundamental no quebra-cabeça que é lidar com uma criança recém-nascida. Usei o caderno inúmeras vezes para escrever meus textos sobre maternidade, e ainda recorro a ele. Foi ele também que me iluminou durante a gravidez do Bento, que me ajudou a lembrar que às vezes a ansiedade é grande, mas passa, até que venha mais uma novidade ou outro desafio...

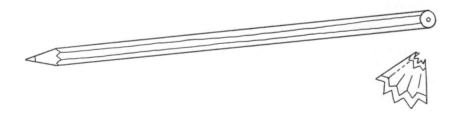

Música que embala

Sempre fui ligada em música. Desde que me entendo por gente minha vida foi embalada por canções, mas na gravidez esse hábito ganhou ainda mais sentido. No meu projeto de Buda-mãe, fui descobrindo tudo que poderia trazer mais paz ao meu corpo e à minha mente, minhas estratégias de sobrevivência. Foi assim que passei a escrever e também a escutar muita música para me conectar com as minhas emoções.

Minha playlist foi muito eclética. Tinha MPB, muito Caetano, Marisa Monte, Rita Lee — minha mãe adorava cantar "Mania de você" para mim, e eu continuo amando até hoje — e reggae. Também fiquei viciada em música clássica, escutando obras de Bach, Mozart, Chopin, Beethoven, de preferência executadas ao piano, ao violino ou por um grupo de cordas. Música clássica é um santo remédio para grávidas com os hormônios palpitando. Valem até as versões tipo caixinha de música, que dão uma tremenda paz ao coração. Minha sugestão é que cada grávida descubra a playlist capaz

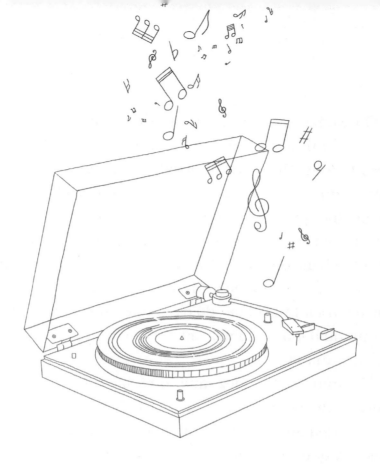

de fazê-la relaxar, respirar melhor e embalar o bebê na barriga.

A obstetra Viviane Monteiro diz que estudos sugerem que o feto começa a ouvir entre a 12ª e a 16ª semana da gravidez. Isso é o máximo, porque os mesmos sons que acalmam a mãe também terão o poder de tranquilizar o filho. Se você escolher uma música clássica para embalá-lo ainda na barriga e tiver o hábito de repeti-la durante os nove meses de gravidez, muito provavelmente vai deixá-lo mais calmo mesmo depois de nascido. E você pode reproduzi-la para ele principalmente na hora de dormir. No ritual do sono, uma música ajuda a aconchegar. 😴

Outra dica é cantar para o seu bebê. Eu, que não sou das mais afinadas, cantava para a Luisa muitas vezes durante o dia. Meu hit preferido, o primeiro da minha playlist, era "Fico assim sem você", da dupla Claudinho e Buchecha, que reencontrei na versão fofa da Adriana Calcanhoto (ou Partimpim). E, claro, se você ou seu parceiro são bons em algum instrumento, tocar para o bebê também vai ser mágico. Meu marido costumava tocar violão para a Luisa quando ela ainda estava na barriga e continuou depois que nasceu, tanto para diverti-la como para acalmá-la.

No final da gravidez, quando a barriga parece uma enorme melancia, garanto que uma boa pedida é se deitar em cima de muitas almofadas e relaxar escutando as músicas que te fazem viajar pelos pensamentos mais bacanas. ♪♪

Guarda-roupa de grávida

Em se tratando de roupa, sou do tipo bem básica: amo uma bata larguinha, calça jeans e tênis. E posso dizer que esse também foi meu figurino durante os meses de gravidez. Devido ao meu tipo físico, minha barriga demorou a crescer e não ganhei tantas medidas; por isso, acabei conseguindo usar minhas blusinhas do dia a dia sem grandes investimentos num guarda-roupa especial.

Para quem quiser ficar na moda, existem hoje várias lojas bem bacaninhas especializadas em modelos para grávidas, com roupas para o dia a dia e para festas, kits de malha (com vestidos, calças e blusas em cores neutras) e muito mais.

Minha peça preferida, e que recomendo muito caso você deseje um coringa no seu guarda-roupa de grávida, é a calça jeans especial para gestante. É um modelo das antigas, tem uma faixa elástica bem larga na cintura e, assim, pode ser usada durante toda a gravidez, a partir do momento em que sua calça de não gestante não lhe servir mais. Com ela, você está feita.

Se não quiser gastar muito em roupas — afinal, vão ser usadas por um período curto —, uma possibilidade é emprestar peças das amigas que estiveram grávidas antes de você. Conheço amigas que montaram uma espécie de malinha de grávida que ia passando de mão em mão, conforme a barrigudinha da vez. Prático e sustentável. Recomendo.

Para os pés, nada como um bom tênis. Eu praticamente não tirei os tênis dos pés na gestação dos meus filhos. Eles me davam estabilidade e ainda alinhavam a minha postura, melhorando as dores na coluna que teimavam em me perseguir. Já no finalzinho da gravidez, a melhor companheira foi a sandália rasteirinha: elegi uma bem confortável para dar conta dos meus pés sempre inchados e cansados.

Proibições na gravidez

Sou uma pessoa obediente. E esse traço da minha personalidade se mostrou ainda mais forte durante minha primeira gravidez: aceitei como ordem simplesmente tudo o que o médico recomendou. Nunca pensei que se tratava de um sacrifício, mas sim de algo que faria bem à minha bebê. Assim, desde que soube que ingerir bebida alcoólica poderia trazer riscos para a minha filha, simplesmente deixei de colocar uma gota de vinho, cerveja ou qualquer outro tipo de álcool na boca. Esqueci esse prazer e não senti falta dele. Não mesmo. Da mesma forma, também evitei todas as bebidas com cafeína, como café e refrigerantes, porque podem estimular a mãe — e, por consequência, o bebê, já que o que a mãe ingere também chega ao bebê em sua barriga.

[A obstetra Viviane Monteiro reforça que é importante evitar o consumo de álcool durante a gestação, uma vez que ainda não é possível determinar a dose que seria tóxica para o feto. Diz também que o consumo de cafeína — substância estimulante encontrada no café, no chá preto e no chocolate, por exemplo — deve ser moderado. O limite seria duzentos mililitros diários de líquidos que contenham cafeína.]

[Muita gente tem dúvidas em relação ao consumo de pimentas, molhos picantes etc. A dra. Viviane diz que não há limitação, desde que a grávida posso lidar bem com eventuais problemas como azia e má digestão, consequências possíveis da ingestão desse tipo de alimento.]

[A obstetra diz ainda que as grávidas devem evitar o consumo excessivo de alimentos refinados, como arroz e pão brancos, que podem causar constipação, e dar preferência àqueles ricos em fibras, como frutas secas e frescas, verduras, pães e bolos integrais.]

Deixei de comer peixe cru, apesar de amar comida japonesa, e também tirei do meu menu qualquer outra proteína animal que não fosse bem cozida, porque carne ou frango crus, ou até malpassados, podem estar contaminados por salmonela, bactéria que causa intoxicação, ou pelo parasita causador da toxoplasmose, doença que pode provocar malformações no bebê.

[
A dra. Viviane confirma que devem ser evitados pratos da cozinha japonesa como sashimi, pelo risco de contaminação de parasitas, e carne crua ou malpassada, sobretudo no caso de grávidas com sorologia negativa para toxoplasmose.
]

Outra proibição foi pintar os cabelos, por causa dos produtos químicos contidos nas tintas. E mais uma vez fui radical. Não coloquei nenhuma tinta no cabelo durante minhas duas gestações.

> A dermatologista Marina Bittencourt recomenda não pintar os cabelos no primeiro trimestre. A partir do segundo, podem ser utilizadas apenas tinturas sem amônia, como tonalizantes e henas.

Madrinhas, padrinhos e afilhados

A gravidez também é aquele momento de escolher a madrinha e o padrinho de seu filho. Acho que apadrinhar uma criança é uma das maiores honrarias que alguém pode conceder a um amigo ou parente. Você confia nessas pessoas, tem um amor imenso por elas e as admira tanto que deseja que estejam perto do seu filho a vida inteira. Não é lindo? É um símbolo enorme de confiança. Para mim, madrinha e padrinho, independentemente de religião, são aquelas pessoas que, se os pais faltarem por algum motivo, estarão ali, a postos, para cuidar do afilhado.

Não acho que seja preciso um batizado religioso, oficial. A própria escolha e o convite — geralmente feito durante a gravidez — já firmam um compromisso entre pais e padrinhos. Nem sei se a palavra é compromisso: talvez seja melhor falar em elo, numa ligação a mais. Vejo o convite como uma honra, mas também como uma tremenda responsabilidade: afinal, você foi escolhido para cuidar de uma pessoinha que nem seu filho é.

Infelizmente, com a vida que levamos hoje, tão corrida, padrinhos e madrinhas às vezes não conseguem ser tão presentes quanto os pais desejavam ao escolhê-los para essa função. Além disso, pode ocorrer uma mudança de cidade, de estado ou até de país, que os afaste dos afilhados. E também pode acontecer um afastamento, a perda de afinidade... Situações como essas podem ser muito frustrantes, mas não há muito o que fazer, eu acho.

Torço para que isso nunca aconteça com você, porque, para uma criança, ter madrinha e padrinho presentes é uma das boas experiências da vida. No nosso caso, tenho certeza que acertamos. O Paulinho e a Duda (padrinhos da Luisa) e o Ricardo e a Francisca (padrinhos do Bento) são os melhores dindos do mundo. 🖤

Um convite inesperado para apadrinhar uma criança pode assustar e dar um medinho diante da responsabilidade, mas também ser fonte de muita alegria. Comigo foi bem assim: aos 23 anos, fui avisada pela minha amiga Susana de que ela estava grávida e eu seria a madrinha do filho dela. Eu, que sempre sonhei ser mãe, ganhei um dos maiores presentes da vida: um afilhado. Virei dinda!

Que alegria ver aquele bebê crescer na barriga da minha amiga e saber que ele, de alguma maneira, também era meu. Durante toda a gestação da Susana, eu estava lá. Fui às ultrassonografias, curti as descobertas, ajudei nos momentos de insegurança. Me envolvi tanto que, no dia do parto, de tão nervosa, parecia ser eu que iria ter o bebê. A adrenalina foi ainda maior porque o parto ocorreu antes da hora esperada. Foi uma emoção enorme ver aquele serzinho, bem pequeno mesmo, que cabia na palma da mão. Foi um encontro mágico. Olhei fundo nos olhos dele e disse: "Oi, Cauet, eu sou sua dinda! Bem-vindo a este mundão! Vou estar do seu lado a vida todinha e pode contar comigo pra sempre, tá?".

Acho que ele entendeu minha mensagem. E eu entendi que ser madrinha é o maior barato! A Susana me deu a primeira chance de sentir esse amor que vai muito além do peito.

Chá de fraldas

Eu sei que no final da gravidez tudo que a gente mais quer é sossegar, descansar, colocar as pernas para o ar e ficar de bobeira em casa. Mesmo assim, não recuse de jeito nenhum as ofertas de chá de fraldas que certamente vão surgir nessa reta final. Sempre há uma amiga, amigo, parente, madrinha, padrinho que se oferece para organizar um encontro com pessoas que gostam muito de você. Em geral, sua única "preocupação", ao lado do(a) seu (sua) companheiro(a), será receber no final um lindo estoque de fraldas que vai facilitar muito sua vida nos meses seguintes. Ter um montão de fraldas estocadas em casa só traz felicidade: significa dinheiro e tempo poupados, numa temporada de muitos gastos e, claro, de pouco tempo para tudo.

Não sou uma pessoa que costuma fazer festas superproduzidas. E, para mim, o chá tinha como objetivos encontrar os amigos, celebrar a chegada do bebê a caminho e, de quebra, ganhar fraldas. Assim, optei por uma celebração mais simples. Seguindo a linha do "menos é mais", usamos a casa de uma amiga para o evento, justamente para evitar a bagunça em casa, em fase de ajustes para a chegada do bebê. Geralmente, quem organiza o chá pede aos convidados que levem as fraldas e também bebidas e belisquetes. Você e seu (sua) companheiro(a), se ainda tiverem disposição, podem cuidar de providenciar um bolo caprichadinho. Não fiz nada além disso, e a festa foi uma delícia.

Outra opção é realizar o chá em um bar ou restaurante, que pode até ser menos aconchegante, mas onde o trabalho será zero. Cada um paga a sua parte, e você vai embora com uma montanha de fraldas. Sucesso absoluto! Agora, se você é do tipo que ama um festão, dou a maior força, vai fundo. O importante é a celebração — e o estoque de fraldas. 😉

Uma dica é pedir principalmente fraldas nos tamanhos M e G, que serão os mais usados. Peça as de tamanho P — em geral, usadas apenas no primeiro mês — a pessoas específicas, por exemplo, aos avós do bebê, e deixe o resto ao acaso, porque sempre dá certo. Eu simplesmente não precisei comprar fraldas para a Luisa, ou seja, meu suprimento do chá deu para mais de dois anos de uso. Isso não é incrivelmente sensacional?

Chá de revelação

De uns tempos para cá, entrou na moda um evento importado dos Estados Unidos que também acontece durante a gravidez: o chá de revelação. Se você nunca ouviu falar, pelo nome já desconfia do que se trata, né? A ideia é reunir amigos e parentes para revelar o sexo do bebê que está sendo esperado. A revelação é feita inclusive para a futura mãe, que deve pedir ao seu médico para não dar pistas do sexo da criança durante as consultas ou numa ultrassonografia.

Para descobrir se o bebê será menino ou menina, a gestante faz, então, a sexagem fetal — exame de sangue ou urina que pode ser realizado a partir da oitava semana de gravidez, em laboratórios de análises clínicas particulares —, e o resultado é entregue a uma pessoa de sua confiança, que será responsável por organizar a festa e preparar a revelação, guardando o segredo de todos até o grande momento.

A revelação pode ser feita da maneira que se achar mais divertida: por meio do bolo — ao cortá-lo, a cor da massa ou do recheio indica se será um menino ou uma menina —, soltando balões azuis ou rosa, entre outras possibilidades. Em geral, os convidados levam um presentinho, mesmo que ainda não saibam o sexo do bebê.

Não fiz chá de revelação porque meu sonho era saber o sexo vendo a imagem do meu bebê na ultrassonografia, curtindo esse momento com meu marido. Adoramos esperar e ficar sonhando com nossos filhos, ainda sem ter certeza se teríamos uma menina ou um menino.

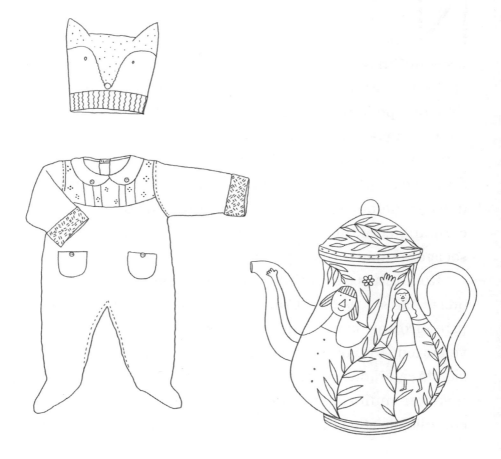

Enxoval: menos é mais

Não sou muito consumista e gosto de praticidade. Seguindo esse meu jeito de ser, para o enxoval do bebê, minha principal dica são os bodies — aquelas roupinhas de bebê parecidas com camisetas mas que se fecham entre as pernas, como um collant, de malha fina, que podem ser de manga curta ou longa, ou mesmo sem mangas. Para mim, os bodies são as peças mais versáteis e importantes do guarda-roupa de um bebê. É fácil de colocar, pode ser usado no calor e no frio (também debaixo de outra roupa, como um macacão ou vestido), combina com tudo e é extremamente fácil de lavar e de secagem rápida. Não é genial?

Roupinhas e sapatinhos mais chiques são lindos, mas quase não são usados. Como o bebê cresce muito rápido no primeiro ano de vida, muitas vezes nem dá tempo de aproveitar todo o guarda-roupa. Ainda mais se morarmos numa cidade calorenta, como muitas do Brasil, onde é melhor não inventar muita moda com o bebê, vestindo nele roupas complicadas ou cheias de babados, para que não fique irritado ou morrendo de calor. Menos é mais no enxoval. Sei que às vezes é difícil pensar assim quando nasce o primeiro filho, ou o primeiro neto, o primeiro sobrinho... Mas vale parar um pouco e refletir para não encher o armário de roupas que serão usadas somente uma ou duas vezes.

Muita gente acaba reaproveitando as roupas de filhos de parentes ou de amigos. E isso é o máximo! Se você tiver lugar disponível, vale, por exemplo, guardar as roupinhas já usadas por faixa etária, colocando-as em sacos plásticos separados e etiquetados (por exemplo, de um a seis meses, de sete meses a um ano). Assim, se o filho de um parente ou amigo estiver precisando de uma peça específica de determinada faixa etária, isso vai facilitar a doação ou o empréstimo, caso você pense em ter outros filhos e queira as peças de volta. Roupas de bebê costumam desgastar pouco, e nunca é demais emprestá-las. Se você tiver um carinho maior por alguma peça específica, como a primeira roupa do bebê depois do nascimento ou a saída da maternidade, é claro que pode guardá-la sem emprestar, não serão uma ou duas peças que farão diferença.

Uma amiga minha, por exemplo, tinha uma grande amiga na fila de adoção que, de uma hora para outra, foi avisada de que seu filho chegaria. E era um recém-nascido. Minha amiga, cujo filho tinha cinco meses na época, não pensou duas vezes: pegou o saquinho de roupas de zero a quatro meses e as emprestou para a amiga. E assim foi: quando o filho da minha amiga deixava de usar as roupas porque já tinha crescido, ela as repassava para o bebê de sua amiga, e esta devolvia o que já tinha sido usado e não cabia mais. Não é lindo?

Quando fiquei grávida do Bento, só tive que comprar alguns itens bem específicos (como bodies, pois os da Luisa se desgastaram muito) e roupinhas mais arrumadas para meninos. Eu tinha guardado até mesmo o carrinho da Luisa. Atualmente, quem está se dando bem é o Rafael, o filho da minha irmã, que herda todas as roupinhas do Bento.

Se for o caso de esvaziar os armários, há muitas instituições que aceitam doações. Não faltará gente para receber as roupinhas que você escolheu ou ganhou com tanto carinho. Garanto que doá-las também vai fazer um bem tremendo.

Bem, mas antes de pensar em doar as roupas usadas, vamos voltar ao início e planejar a lista do enxoval. Com a internet, há dezenas de listas de enxoval de bebê circulando por aí. No meu blog (www.chegueiaomundo.com.br), preparamos uma lista útil, que pode servir para você também (veja a seguir). É uma espécie de checklist, que usa como referência o verão. É fundamental fazer adaptações dependendo da estação do ano em que o bebê vai nascer e, claro, onde será o parto: a criança do Rio de Janeiro com certeza terá um guarda-roupa diferente da de Curitiba. Meus amigos que têm filhos em São Paulo precisam adquirir beeeem mais roupas de frio que os cariocas. Espero que a lista facilite a sua vida! Ela prioriza o consumo consciente, sem excessos.

ITEM	RECÉM--NASCIDO	0-3 MESES	3-6 MESES	6-9 MESES	9-12 MESES	12-18 MESES
BODY MANGA CURTA BRANCO	5	5	5	5	5	5
BIQUÍNI				1	2	3
BODY MANGA COMPRIDA	2	4	8	8	4	
BODY MANGA CURTA (OUTROS)	4	6	7	7	3	3
BODY POLO/ MAIS ARRUMADO	1	2	4	4	4	6
CALÇA COM PÉ	2	3	3	4	2	
CALÇA JEANS			1	1	1	1
CALÇA SEM PÉ	2	2	3	4	3	6
CAMISA POLO					3	3
CAMISETA MANGA COMPRIDA				2	2	4
CAMISETA MANGA CURTA				4	6	12
CASAQUINHO	1	2	2	3	2	3
CHAPÉU/ BONÉ		1	1	1	2	2
GORRO	1			1		1
JARDINEIRA			1	1	1	1
MACACÃO MANGA COMPRIDA		3	4	4	4	6
MACACÃO MANGA CURTA		5	5	5	5	2
MACACÃO PIJAMA MANGA LONGA	5	5	5	5	5	5
MANTA	3					
MEIA	6	6	6	6	6	12
MEIA IMITANDO SAPATINHO		3	3	3	3	
MOLETOM			2	2	2	2
ROUPÃO					1	1
SHORT MOLINHO PARA USO DIÁRIO		2	4	4	6	10
SHORT/ BERMUDA MAIS ARRUMADA			2	3	3	3
SUNGA					2	2

Viajando para comprar enxoval

Conheço muita gente que viaja para comprar enxoval nos Estados Unidos. É tudo mais barato? Sim, só que tem os custos da viagem. É um investimento e tanto, reconheço, mas pode valer pela praticidade de resolver tudo, ou praticamente tudo, em apenas alguns dias. Eu mesma não viajei para comprar o enxoval da Luisa, mas uma amiga, numa viagem, comprou para mim muita coisa necessária — e algumas nem tanto. Quem não tem tempo, disposição ou dinheiro para gastar numa viagem dessas, vai montar o enxoval na medida de suas possibilidades. Já foi o tempo em que produtos infantis mais bacanas só eram vendidos fora do Brasil, sem similares nacionais.

Para quem opta pela viagem internacional, o grande trunfo é ir a grandes lojas de departamento, onde tudo fica bem organizado, por faixa etária. São corredores e mais corredores só de enxoval de bebê. Você encontra embalagens com conjuntos de bodies para recém-nascido, para bebês de um a três meses, de três a seis meses, sempre com várias opções de cores e modelos. Também encontra kits para berço e para banho, moletons de todas as cores, calças com pezinho, sem pezinho, mantas, meias, casaquinhos, enfim, praticamente tudo!

Hoje, depois de fazer dois enxovais inteiros para bebês, há alguns itens que eu dispensaria. Paninhos de boca são um deles. Tem quem compre a quilos. Mas eu os deixaria de lado, porque, na prática, a gente limpa o bebê com uma fralda de pano ou um lenço umedecido sem cheiro, ou mesmo coloca um babador nele. Já as fraldas de pano, acho bem prático ter algumas: para colocar no ombro das visitas que pegam a criança no colo nos primeiros dias depois do nascimento, por uma questão de higiene; para estender sobre um trocador; para limpar a baba ou um pequeno vômito da criança.

Termômetro para banheira também acho desnecessário. Nada melhor do que a mão da mãe ou do pai para testar se a temperatura da água está boa ou não para dar banho no bebê — ainda mais se for banho de chuveiro. É o mínimo que se pede de pais novatos!

E os famosos conjuntos de pagão? Não existe nada mais incômodo para uma criança pequena do que uma blusa subindo pelo pescoço porque não está presa em algum lugar. O conjunto de pagão — calça, blusa e, às vezes, casaquinho — podia até ser útil no passado, quando os bodies, mais confortáveis, não eram comuns. Outra coisa que não considero muito útil é sapatinho, sandalinha ou tênis para bebê de colo. Sou da opinião de que nenhum bebê merece ficar usando essas coisas que só apertam e não servem para nada. Bento sempre odiou, e ainda odeia, sapatos. Um sapatinho de lã ou linha para aquecer o pezinho da criança em dias mais frios até vai quando ela é mais novinha. Depois, uma boa dica são as meias antiderrapantes, que são confortáveis, laváveis e evitam que a criança escorregue.

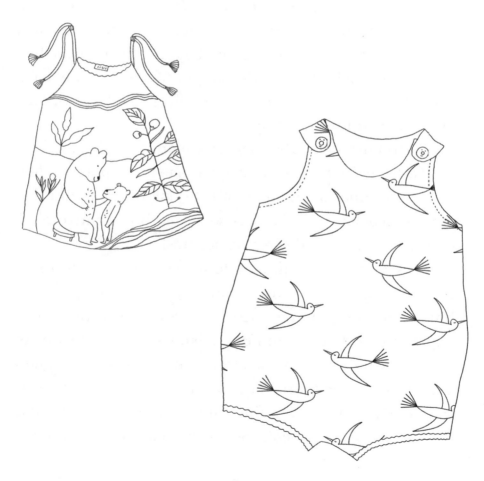

Canguru × sling × carrinho

Sei que hoje virou moda usar o sling — uma faixa de pano em que se carrega o bebê junto ao corpo da mãe ou do pai —, mas eu usei mesmo foi o canguru, também feito de pano, mas com uma estrutura mais firme, que se assemelha a uma mochila aberta. Ele também funciona como uma mochila: podemos usá-lo na frente do corpo ou nas costas, e o bebê fica encaixado entre o canguru e a barriga, ou as costas, de quem o está carregando, com os braços e pés livres. Usei muito o canguru depois que a Luisa fez uns três ou quatro meses. Até mesmo em casa. Eu a colocava junto do meu corpo, dentro do canguru, e fazia as tarefas do dia a dia de uma casa, como lavar louça e arrumar o quarto. Era bom para ela, que se sentia segura com a minha presença e se divertia com o balançar das minhas idas de um lado para o outro. E era perfeito para mim, que podia ficar de olho nela o tempo todo e ainda fazer o que era necessário. Às vezes, ela até pegava no sono. Como Luisa foi um bebê levinho, nunca senti dores na coluna.

Também usei muito o canguru em viagens, quando estava sozinha com ela ou mesmo quando havia outras pessoas. Deixava o carrinho — que é um trambolho — de lado e colocava o canguru. Ficava com as mãos livres para pegar documentos, bolsa, mala, sem a paranoia de ter que estar com um olho nas obrigações e outro no bebê. O canguru é muito prático para andar pelas ruas, pegar metrô ou avião. Melhor do que qualquer carrinho, se o bebê não for muito pesado, claro.

Já com o Bento, que andou muito rápido e sempre foi mais pesado comparado à Luisa, acabei usando mais o carrinho, sobretudo do tipo guarda-chuva, que é mais prático — dá para abrir só com uma mão — e é mais leve. Hoje há muitos tipos de carrinho disponíveis no mercado, e o casal deve levar alguns fatores em conta na hora de escolher aquele que vai funcionar mais para o estilo da família. Deve considerar o valor a ser investido (há carrinhos dos mais variados preços), o tamanho dele aberto e fechado (para guardar em casa e no carro ou até mesmo circular por diferentes ambientes dentro da própria casa), o tipo de rodas (há modelos com rodas maiores, que dão mais estabilidade em todos os tipos de terreno e costumam ser usados por pais mais esportistas, que queiram que o filho os acompanhe, por exemplo, numa corrida), e por aí vai. Não é uma tarefa fácil, mas tem que ser feita com tempo e envolvimento. O ideal, eu acho, é testar diferentes carrinhos na loja e sair perguntando sobre tudo.

Também é prático comprar logo de uma vez o bebê-conforto, que será usado para transportar a criança no carro.

Ainda na linha de ter tranquilidade para fazer coisas enquanto o bebê fica bem pertinho de você, outra boa dica são aquelas cadeirinhas que funcionam como um assento de chão. Trata-se de uma estrutura de plástico rígido, compacta, com duas aberturas para as perninhas dele, na qual se encaixa o bebê que já está sentando sozinho ou já mantém a cabeça em pé, perfeitamente. A criança se senta com muito conforto, e você tem certeza de que ela não sairá de lá sem a sua ajuda, pois há um cinto de segurança que a mantém na cadeira. Cheguei a tomar banho com a Luisa sentadinha no boxe, em sua cadeirinha, e também a colocava na bancada da pia da cozinha, para lavar louça ao lado dela — mas não se arrisque se sua bancada não for grande o suficiente para que a cadeira fique toda apoiada.

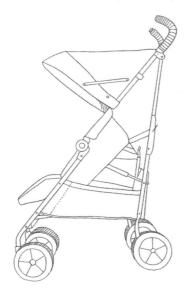
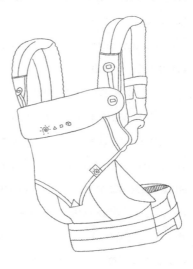

O quarto

Pesquisando e refletindo sobre quartos de bebê durante minha primeira gravidez, entendi que o ambiente não deveria ser entulhado de coisas. Lá em casa, no quarto da Luisa e depois no do Bento, apostamos, antes de mais nada, no espaço livre, optando pelo mínimo de móveis e enfeites. No da Luisa, só havia um berço, uma cômoda, que também servia de trocador, e a cadeira de amamentação, que foi herdada do meu tio que é pai de trigêmeos — ou seja, um móvel de família! ♥ Eu queria que a Luisa tivesse muito espaço para engatinhar sem medo e sem correr nenhum tipo de perigo.

Também quisemos seguir nossas ideias, nossos instintos, por isso não contratamos decorador. Eu e meu marido cuidamos de tudo, e foi muito prazeroso. Não escolhemos um tema (como bichinhos, circo, flores, praia ou espaço), e sim apostamos nas cores de que gostávamos (branco com detalhes em rosa e verde-água). Montamos os móveis, pintamos, arrumamos tudo. Depois, quando estávamos esperando o Bento, a Luisa também ajudou na decoração do quarto do irmão. Seguimos a ideia de ter cores variadas, sem tema. As cores do Bento foram amarelo, cinza e azul.

Para integrar a Luisa ainda mais nos preparativos para a chegada do irmão, tivemos a ideia de pedir a ela que fizesse o desenho da nossa família. Foi tão bonitinho! Ela desenhou a família completa: nós três, cada um do seu jeitinho, e um bebê no carrinho. Ficou tão bacana que depois virou enfeite da porta da maternidade e também serviu de ilustração para as lembrancinhas. 😍

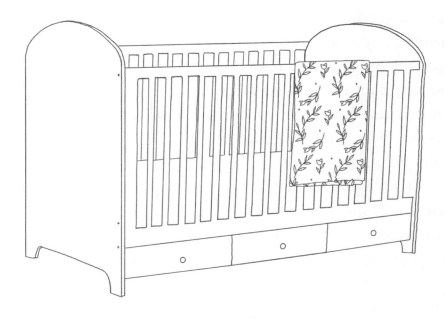

Nomes

A vida inteira achei que ia ser mãe de menina, como já disse aqui. E, desde sempre, sabia o nome que a minha filha teria. Luisa sempre foi Luisa. AMO esse nome: fiz duas personagens chamadas Luisa, uma em *Malhação*, outra na minissérie *Aquarela do Brasil*. Por isso, quando a médica da ultrassonografia decretou que eu estava grávida de um menino, além de ficar sem chão, não sabia que nome dar a ele. Mas, tudo bem, eu e meu marido pensamos juntos, e Luisa, durante um tempo, foi Miguel, apesar da minha desconfiança de que a médica tinha se enganado com a imagem da ultra. Quando, enfim, soubemos que era menina, Luisa virou Luisa imediatamente. Simples assim.

Já na escolha do nome do Bento houve uma pequena guerra. Uma batalha em família que envolveu meu marido, Luisa e a mim. Cada um querendo um nome diferente, e ninguém se entendendo. O curioso é que nem pensamos em Miguel. Meu marido brigava para que o bebê se chamasse Tom, Luisa queria que o irmãozinho fosse Lucas, e eu, que afinal era quem estava carregando o neném na barriga, preferia Joaquim. Ficamos nessa durante os primeiros meses de gravidez, até que percebi que ninguém iria ceder. Então, finalmente, depois de muita discussão, apresentei uma quarta (e definitiva) opção: Bento. Dessa forma, ninguém sairia vencedor. ✌️ Uma nova opção, diferente daquelas que a gente tinha discutido à beça. E aí, de repente, a família chegou a um acordo, e Bento virou Bento. E não é que ele tem mesmo cara de Bento?

Nomes para dar bronca

Sabe qual é o problema de escolher um nome curto para o filho, tipo Bento? É que na hora de chamar a atenção da criança parece que falta alguma coisa. Pense bem: seu filho aprontou alguma, você tem que fazer aquela cara de mãe ou pai que dá limites e então diz algo como: "Bento, para agora!". Pode até esticar a primeira sílaba e pôr mais força na última ("Beeeeentô!"). Ainda assim vai parecer que está faltando alguma coisa. Eu logo percebi isso e inventei um "nome de briga" para o Bento, que aos dois anos já é muito, mas muito arteiro e bagunceiro. Quando a coisa esquenta, eu mando um "Antônio Bento!", e ele já sabe que passou dos limites. De onde tirei esse Antônio? Não sei, só sei que já o incorporo na hora em que o meu moleque apronta muito. E a Luisa volta e meia vira Luisa Maria!

E não é que eu descobri que muitos pais usam esse artifício para falar mais sério? Uma amiga tem um filho chamado Léo. É só Léo mesmo, tipo apelido. Na hora da bronca, o Léo vira Leonardo! Não, o nome da criança não é Leonardo, mas ela diz que esse nome virou uma espécie de código entre eles. Ao ser chamado assim, o filho sabe que é hora de parar e dar atenção à mãe. Hilário!

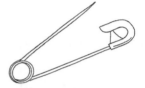

O que levar para a maternidade

Fiquei quebrando a cabeça, pensando no que deveria colocar na malinha da Luisa, até descobrir que as maternidades particulares costumam fornecer uma lista do que deve ser levado. Há variações, mas, em geral, para o bebê, deve-se levar quatro ou cinco trocas de roupa para os dois ou três dias no hospital. Algumas dicas:

- Todas as roupas do bebê devem ser lavadas antes do uso, com sabão neutro ou de coco. É melhor fazer isso com tempo, para que as tarefas não se acumulem no fim da gravidez e acabem virando um tormento para o casal. Aproveitem e tirem as etiquetas das roupas, porque podem machucar a pele sensível do recém-nascido.
- São cinco ou seis trocas (melhor levar uma extra), cada uma com os seguintes itens: macacão, body de algodão, calça de algodão (em alguns lugares do país, chamada de mijão), meia, sapatinho de lã ou tricô e pano de ombro. Além dessas trocas, deve-se levar uma ou duas mantas. Parece muita coisa, mas, nos primeiros dias, é necessário manter o corpo do bebê bem

aquecido. Além disso, o recém-nascido faz cocô a toda hora, golfa, baba... É preciso ter um bom estoque de roupas mesmo.
- Escolha as peças de roupa de cada troca e as coloque em sacos de plástico ou tecido, para já chegar com tudo pronto na maternidade. Numere cada saco na ordem que deseja: primeira troca, segunda troca, e assim por diante. Hoje, há sacos numerados já à venda em lojas de bebê.
- Você pode incluir na mala uma escova de cabelo bem macia para arrumar o cabelinho do bebê.
- Em geral, maternidades particulares fornecem fraldas e pomadas para assadura; nas públicas, é preciso incluir esses itens na mala.

Na minha mala, levei três camisolas bem fofas e larguinhas, com robe de conjunto, para não usar o roupão normalmente oferecido pela maternidade quando as visitas chegassem. Também incluí cinco calcinhas maiores, que vinham até o umbigo, e três sutiãs de amamentação, aqueles em que o tecido do triângulo pode ser aberto, de modo que não é preciso tirar o sutiã para amamentar. Levei ainda um nécessaire com produtos de higiene pessoal e uma roupa beeeem confortável para a saída da maternidade, quando a gente não quer nada nos apertando. Também optei por um chinelo de tiras, nada rebuscado, porque assim me sinto mais à vontade para andar.

O cansaço do fim da gravidez

Se o início da gravidez é sinônimo de muito sono, de uma preguiça absurda, no final, quando já estamos bem perto do "grande dia", praticamente não se dorme! E não é por falta de sono, não. Simplesmente é muito difícil, quase impossível, encontrar uma posição na cama com aquela barriga imensa. Para complicar ainda mais a situação, a bexiga da gestante está pressionada, com menos espaço, o que dá vontade de fazer xixi toda hora. E há ainda as dores espalhadas pelo corpo. Dor nos pés, de cansaço, por causa do peso, na coluna, também por causa do tamanho da barriga, e ainda nos quadris, que estão se alargando para o encaixe do bebê. Sem contar aquele andar de pata, a sensação de falta de ar e a dificuldade de pegar um simples objeto no chão ou calçar um sapato. É dureza.

Como tendo sempre a pensar positivamente, acho que há um lado até bom nisso tudo: o treinamento para dormir menos. A natureza é tão sábia e generosa que, no final da gravidez, já começamos a aprender como viver sem dormir uma noite inteira, com o sono bem pingado e interrompido. 😜 Brincadeiras à parte, para tentar uma posição melhor na cama, eu colocava várias almofadas à minha volta. Meu sonho era encontrar um colchão com um buraco no meio, onde pudesse encaixar a minha barriga grandona, já que tenho o hábito de dormir de bruços. Como ainda não criaram um colchão assim (pelo menos não achei para comprar), me virei com uma almofada triangular, usada para dor lombar, nem muito fina nem muito grossa. Eu a encaixava nas costas, ficando de lado na cama e jogando a barriga por cima dela. Também recorri a um rolinho de espuma, que colocava entre as pernas, o que ajudava um pouco, mas não resolvia tudo, porque milagres não acontecem com uma barriga tão grande.

Na busca de relaxamento no finalzinho dolorido da gravidez, meu arsenal incluiu ainda uma bolsa de água quente nos pés e um curso on-line de respiração para grávidas, que descobri no último mês de gestação. Colocava uma música tranquila e focava na respiração. Relaxar, naquela altura, era um tremendo desafio — a gente não para de pensar no bebê, se tudo vai acontecer tranquilamente, se vamos sentir as contrações e saber a hora de correr para a maternidade —, mas durante alguns segundos ou até uns minutinhos dava para desligar um pouco.

Saudades que temos no fim da gravidez

Ficar grávida é lindo, uma bênção, uma maravilha, mas sempre faço questão de avisar que nem tudo são flores, nem tudo é glamour. As dificuldades existem, e preciso falar delas também. Como já mencionei, os últimos meses de gravidez não são exatamente os mais deliciosos da temporada de espera do bebê. Em geral, no primeiro trimestre a tal gangorra de emoções vai para cima e para baixo, sentimos alegria com a descoberta da gravidez, mas também muitos enjoos, sono e outros incômodos. O segundo trimestre costuma ser mais tranquilo, sem enjoos e com mais disposição. Até que no terceiro trimestre, a partir do sétimo mês, as coisas literalmente pesam. Ganhamos bem mais peso, o inchaço nos pés começa a fazer parte do dia a dia, o cansaço é evidente e não vemos a hora de olhar para o rostinho do nosso filhote. No meio desse grande caldeirão de sensações, acabamos tendo saudades de muitas coisas proibidas, desaconselháveis ou até mesmo impossíveis durante os nove meses de espera.

Mães são um poço de contradições. E é bom avisar que não é preciso ter vergonha ou sentir culpa por isso. Dividindo com o mundo sua lista de saudades, provavelmente tudo ficará mais leve até a chegada da hora tão esperada. Lembro muito bem que nas minhas duas gestações colecionei saudades. Então, eis a minha lista, que é para todo mundo ver que sentir saudade também faz parte da vida de uma grávida:

Saudade de dormir de bruços.
Saudade de tomar um chope.
Saudade de sair com a galera e ficar animada
   na balada como se não houvesse amanhã.
Saudade de andar sem parecer uma pata
   ou um pinguim.
Saudade de não escutar dicas e conselhos
   24 horas por dia.
Saudade de comer peixe cru num
   restaurante japonês.
Saudade de dormir uma noite inteira sem
   acordar de meia em meia hora, com fome,
   com vontade de fazer xixi ou com pontapés
   e socos na barriga.
Saudade de dormir.
Saudade de pintar o cabelo.
Saudade de não sentir dor na lombar.
Saudade das minhas calças jeans.

Saudade de viajar e andar por aí sem parar.
Saudade disso tudo.
Saudade de mim sem essa melancia no meio...
E, claro, uma imensa saudade desta barriga que
   logo vai embora para sempre!

O segredo para ficar bem diante de tanta saudade? Respirar fundo e seguir em frente, porque é e sempre será muito emocionante gerar uma vida, e mulher é um ser muito forte. Boa sorte a todas nós!

A escolha do obstetra

A escolha do obstetra muito provavelmente vai guiar o tipo de parto que você quer ter. E mesmo assim nada é muito garantido. Você pode querer um parto normal e na hora precisar fazer uma cesárea. Ou mesmo cair nas mãos de um médico que induza ao parto cesárea, sem necessidade.

> Hoje, no Brasil, na rede privada, o índice de cesáreas é de 8,5 em dez partos, o que torna o país um dos locais onde mais se faz esse tipo de parto no mundo, informa a obstetra Viviane Monteiro.

Meu maior desejo era que meu bebê tivesse um nascimento calmo, feliz, que saísse com tranquilidade de dentro de mim. Tinha muita vontade também de ter um parto normal, como a gente se acostumou a falar, apesar de o normal ter virado exceção. Nessa idealização, eu teria a dilatação necessária para ter um parto normal e rápido, de preferência sem tantas dores. Esse era o sonho.

Como meu obstetra era o meu ginecologista desde a adolescência, médico da minha família, estava tranquila e sabia que ele jamais faria algo contra minha vontade. No entanto, com o passar dos meses, fui vendo que minha estrutura física não era a mais adequada a um parto normal, uma vez que sou pequena, com um quadril estreito, que talvez não desse a passagem ideal para a criança.

Meu médico me alertou sobre isso com toda a tranquilidade do mundo, dizendo que tentaríamos o que fosse possível, sempre pensando na minha saúde e na do bebê. Fui me dando conta de que sou pequena e estreita no final da gravidez, quando, por falta de espaço, Luisa foi me apertando de todos os jeitos e passei a sentir dores terríveis. Passamos pela 38ª semana, quando começa a época ideal de se ter o bebê, depois pela 39ª e entramos na quadragésima sem nenhum indício de que a Luisa daria as caras. Então meu médico decidiu pela cesárea, que, no meu caso, não poderia ter sido mais feliz e tranquila. O importante, no fim das contas, é ter inteira confiança no seu médico e pensar que o melhor parto é aquele que for melhor para você e para o seu filho. 🙏

Medo do parto

Acho que toda grávida tem medo do parto. Parece uma contradição, já que desejamos tanto segurar o nosso bebê no colo. Contudo, conforme as semanas de gravidez vão passando, a barriga vai crescendo e o dia do nascimento vai chegando, o medo vai aumentando na mesma intensidade em que ficamos pesadas e com mais dificuldade de andar por aí. Eu não temia uma doença ou qualquer outro problema que pudesse ser descoberto assim que a minha filha chegasse ao mundo, só tinha medo do parto em si. Isso, sim, me deixava beeem apreensiva. 😫

Claro que eu queria ter tranquilidade quanto à saúde dela enquanto ainda estava na minha barriga, tanto que minha vontade era fazer uma ultrassonografia a cada hora. Queria saber se estava tudo bem com o coração, o pulmão e os demais órgãos do corpinho dela, mas nunca perdi uma noite de sono pensando nisso. Minha aflição, desde os primeiros meses de gravidez, era o parto, imaginar a saída do bebê da barriga, se tudo correria bem, se seria na hora certa, se eu teria a dilatação necessária para um parto normal e, caso fosse necessário, como seria passar por uma cesárea. Enfim, mil pensamentos, receios e temores.

A verdade é que não era um medo tão infundado. Eu nasci antes da hora, de oito meses, uma história que minha mãe repetiu muitas vezes durante a minha vida. É curioso como essas coisas ficam na nossa mente e podem nos assombrar de repente. Meu medo era que a Luisa nascesse antes de estar formadinha, que tivesse de ficar na incubadora como eu, sem poder ir para casa, como aconteceu comigo. Minha mãe conta que chegou em casa sem a bebê (eu!), olhou para o quarto todo arrumadinho me esperando e começou a chorar. A frustração foi imensa não só para ela, mas para todos, já que eu era a primeira filha, a primeira sobrinha, a primeira neta dos dois lados da família. Acabei ficando uma semana a mais na maternidade, e quando finalmente cheguei em casa, no peso ideal, a alegria tomou conta de tudo. E hoje estou aqui para contar isso.

Também me assombrava pensar se eu saberia identificar as tais contrações que anunciam que a grávida está entrando em trabalho de parto. Por mais que os médicos explicassem que seriam parecidas com uma cólica mais forte, que vai ganhando ritmo em intervalos regulares, enquanto a dilatação da vagina vai aumentando, quem disse que eu tinha certeza de que saberia na hora H?!

Pois acabei não sabendo, porque tudo, exatamente tudo, foi bem diferente do que eu sonhava (ou imaginava), mas nem por isso foi pior.

O parto da Luisa

A partir da 38ª semana de gravidez, o passeio mais divertido e esperado pelos pais são as visitas semanais ao consultório do obstetra para saber novidades do seu bebê. Nessas consultas, o médico checa se está tudo indo bem e observa se ele começa a dar sinais de que está pronto para sair. A quadragésima semana é um marco: apesar de ser possível esperar até a 42ª semana, quando a gravidez atinge essa duração, os médicos, em geral, preferem ser mais cautelosos e passam a pedir exames com mais frequência. E foi isso que aconteceu comigo. Cheguei para a consulta da quadragésima semana e dali segui para a maternidade. Meu médico percebeu no exame de toque e levando em conta outros fatores que já era hora de a Luisa nascer. Se esperássemos mais, talvez ela sofresse. Como não havia contrações ou dilatação e ela nem sequer tinha encaixado, ou seja, virado de cabeça para baixo para fazer a descida natural de um parto normal — por falta de espaço nos meus quadris, me explicou o obstetra —, a solução foi mesmo uma cesárea.

E, confesso, isso não foi nenhum problema. Do consultório fomos direto para a maternidade, e até deu tempo de avisar toda a família e os amigos. Todos foram para lá e a sala de espera ficou parecendo a arquibancada do Maracanã. Já na sala de parto, tudo conspirou a favor: colocamos a playlist preparada pelo meu marido, que sempre escutávamos para relaxar, a luz foi suavizada, o ar condicionado não estava gelado... Uma energia boa foi tomando conta do ambiente, eu e meu marido ficamos de mãos dadas enquanto o médico dava a anestesia e todos os outros procedimentos eram feitos.

Minha lembrança é de que foi tudo muito rápido. Meu obstetra tirou a Luisa de dentro de mim, meu marido cortou o cordão e, em seguida, ela já estava nos meus braços. Ao vê-la saindo, levei um susto: seu rostinho era (e continua sendo) igualzinho ao meu. Minha *mini-me*, minha filha, meu sonho, enfim, nos meus braços. 💕

Cesárea na paz

Pode parecer exagero meu, mas digo que tive uma cesárea humanizada. É uma brincadeira, eu sei, com a proposta do parto humanizado. O parto da Luisa foi tão na paz que realmente me senti plena, apesar do corte na barriga. Minhas amigas que tiveram parto normal passaram por uma experiência bem diferente da minha, sei muito bem. Não senti as tais contrações, que, dizem elas, no auge da dor, fazem a gestante até sentar no chão em busca de uma posição mais confortável ou desejar um banho de banheira ou de chuveiro (vale tudo na busca de amenizar as dores). 😥 Sei de mulheres que encararam o parto normal sem nenhuma anestesia. É uma opção, claro, e acho incrível quem consegue. Como não senti contrações, só recebi a anestesia na hora do corte na barriga.

> A proposta do parto humanizado é que
> o médico interfira o menos possível na natureza,
> mesmo dentro de um hospital ou maternidade,
> evitando ao máximo o corte do períneo
> para alargar a passagem do
> bebê e dando o mínimo de anestesia.

De uma forma geral, é difícil opinar sem ter passado por uma experiência ou por outra. Cada caso é um caso, cada parto é um parto. O meu, por sorte e competência dos médicos, foi lindo.

O fato é que tudo no primeiro parto — normal ou cesárea — é novidade.

Juntos no quarto da maternidade

Depois que saiu da minha barriga, a Luisa não ficou mais longe da gente. Nada de berçário na maternidade. Optamos por cuidar dela desde o primeiro momento, tê-la sempre ao nosso lado. Hoje, em geral, as maternidades particulares dão essa opção para os pais que não querem se afastar do seu bebê, se o recém-nascido não tiver nenhuma necessidade especial.

Logo após os procedimentos de pesagem, limpeza etc., meu marido levou a Luisa até o local onde estava a nossa família, que pôde vê-la através do vidro que separa a sala de espera dos corredores internos da maternidade. Quando ele mostrou a nossa pequerrucha para a plateia ansiosa, a reação de todos pareceu um grito animado de gol. 👏 Vi tudo no vídeo que foi feito durante o parto e que virou um hit aqui em casa.

Depois de liberadas — também fiquei um momento em observação, afinal, tinha passado por uma cirurgia —, fomos todos para o quarto, extasiados e felizes. Eu, meu marido e Luisa. Nosso bebê ao nosso lado.

Maternidade:
Aproveite tudo que puder!

Pena que a gente só tem o primeiro filho uma vez. A ânsia de ir para casa logo depois do nascimento, de sair correndo para colocar o bebê no seu quartinho, deitá-lo no berço e vê-lo no ambiente em que viverá dali para a frente é tão grande que geralmente nem percebemos o quão maravilhosos podem ser os primeiros dias na maternidade. Para quem tiver essa chance, meu conselho é aproveitar a mordomia o quanto for possível.

Em vez de sonhar com a volta para casa, aproveite a sabedoria das enfermeiras, que podem ensinar muitas manhas nos cuidados com seu recém-nascido. Na maternidade (eu fui entender só depois), a grande preocupação deve ser curtir o bebê e treinar, treinar muito: dar de mamar na posição certa, trocar fraldas, dar banho. E também receber as primeiras visitas que aparecem, com a vantagem de que ali tem horário para entrar e para sair. Curta isso ao máximo porque, ao chegar em casa, a realidade bate à porta. Há um bebê que depende totalmente de você e ainda as preocupações normais de um lar.

Por isso, aproveite ao máximo a temporada ao lado das enfermeiras. Está com dúvida de como encaixar o bebê no peito? A criança pega o peito, mas não mama? Não sabe direito como trocar a fralda? As enfermeiras estão lá para ajudar. E, sobretudo, aproveite para vê-las dar banho no seu filho e aprenda cada passo, porque, em casa, nos primeiros dias, não vou enganar você: sempre pinta uma insegurança na hora de ensaboar, enxaguar e secar a criança.

Segure a ansiedade e curta muito a maternidade. 😉

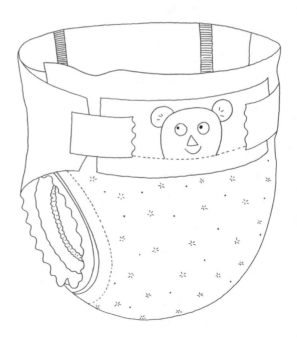

Os primeiros dias do bebê em casa

Chegar em casa com um bebê depois de dois ou três dias de paparicos na maternidade é para os fortes! 💪 Eu e meu marido havíamos decidido desde a gravidez que iríamos encarar a tarefa de ser pais de um recém-nascido sozinhos, sem nenhuma ajuda extra. Nem avós, nem babá, nem enfermeira. Ninguém além de nós dois. Tínhamos, porém, uma pessoa que cozinhava uma vez por semana e também limpava a casa. E isso já é coisa à beça, porque tem muita gente que não pode contar nem com essa ajuda, sei muito bem.

Não é mole, não. Tudo é muito novo, as mudanças são enormes, e aquele pequeno ser solicita mãe e pai praticamente o tempo inteiro! É desafiador e confuso. E, não tenham dúvida, tem horas de muito desespero misturado com cansaço. Principalmente nos primeiros dias, em que você ainda está se acostumando com o bebê e ele com a vida fora do quentinho da barriga da mãe.

Além disso, o bebê quer mamar o tempo todo. É o peito da mãe que dá tranquilidade a ele. No meu caso, optei por amamentar a Luisa todas as vezes que ela quisesse. Qualquer chorinho ou barulhinho, meu instinto me dizia para dar o peito. Depois, com o tempo, você vai aprendendo se o choro é mais de cansaço, sono, frio ou calor, se é porque a fralda está suja ou se o bebê quer um colinho gostoso. Aliás, nessa fase, toda mamada é sinônimo de fralda suja de cocô. E ainda tem os xixis.

Resumindo, a vida, nos primeiros dias, é dedicada integralmente ao bebê. O dia começa e termina com tarefas que envolvem o recém-nascido. Como eu disse, tem horas que bate um desespero... A sensação, quando o bebê chora para mamar de madrugada, é de que você acabou de fechar os olhos. Eu me sentia um zumbi, vivendo à base de cochiladas.

Em contrapartida, a gente tira uma força do além para aguentar! É incrível! Parece que o corpo possui um compartimento de energia extra, alimentado pelo olhar profundo do bebezinho quando ele mama no peito. É um olhar que invade a alma, como se eles falassem "Obrigado, mãe!". E aí o cansaço se mistura com a emoção, e você, apesar de tudo, vai dando conta do jeito que pode, aprendendo, dia e noite, o que é ser mãe, que ser mãe e pai é viver numa gangorra de emoções e que nunca haverá formatura nessa escola sem fim. O aprendizado está só começando.

Direto para o quarto dela (ou dele)

Se você tem um quarto disponível em casa e o preparou para receber seu bebê recém-nascido, pode ficar com medo de ele não se adaptar. No meu caso, a Luisa não teve nenhum problema. Chegamos da maternidade e a levamos direto para o bercinho no quarto que havíamos arrumado especialmente para ela. Sei que algumas mães, para se sentirem mais seguras, preferem deixar o recém-nascido no quarto delas, nos primeiros dias. Em geral, nesse caso, é mais prático colocar o bebê no carrinho ou num bercinho portátil, próximo à cama da mãe, ou do casal.

Em casa, não sentimos insegurança ao deixar a Luisa no próprio berço desde o primeiro dia/noite em casa. Tínhamos uma babá eletrônica com visor que nos mostrava o que acontecia no quarto dela. E confesso que, mesmo depois de ela pegar no sono, eu ficava um tempão olhando para a telinha como se fosse um filme incrível na TV. Observando cada pequeno movimento da minha tão esperada filha. Hilário.

Muitas mães — e muitos pais também — pulam da cama no primeiro microchoro do bebê, mesmo do recém-

-nascido, que às vezes não chora tão forte. A Luisa fazia um barulhinho baixo, um chorinho bem tímido, e eu já saía correndo para o quarto dela. Acho que, na prática, talvez nem fosse preciso uma babá eletrônica, mas a segurança de saber que não havia o risco de não escutar minha bebê dava um grande alívio.

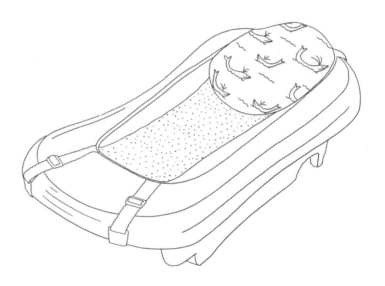

Tristeza ou depressão pós-parto

O cansaço absurdo dos primeiros dias do bebê em casa, as noites maldormidas, as longas mamadas, os peitos machucados de tanto amamentar, as trocas de fraldas lotadas de cocô, os choros a qualquer instante e aquele ser mínimo que depende de você para continuar existindo... Há horas em que a cabeça dá mesmo um nó e a tristeza parece querer bater na porta com tudo, apesar da felicidade de ter o nosso tão sonhado filho nos braços. Complexo e paradoxal, eu sei. São tantas sensações e sentimentos juntos que é possível se sentir confusa em alguns momentos e ter até vontade de chorar.

Uma amiga me contou que acordou muito mexida no dia seguinte ao seu parto, que foi normal, mas bem demorado e difícil. Aparentemente estava tudo ótimo — o bebê nasceu bem e saudável, e muito bonitinho, o marido, grudado nela, exalava felicidade —, mesmo assim, ao despertar, ela se sentiu estranha. Quando a médica que fez o parto passou para ver como ela estava, minha amiga lhe contou que estava esquisita, que parecia não ser a mesma de antes, e a doutora deu a melhor explicação possível naquele momento: "Mas você não é a mesma. É outra pessoa, porque daqui para a frente tudo será diferente". Já outra amiga acordou no dia seguinte e teve coragem de dizer ao médico: "Ainda não amo meu bebê, apesar de todo mundo ter me garantido que seria um amor imediato e imenso. O que eu faço agora?". O médico a acalmou e, ufa, dali a alguns dias ela já se sentia mais tranquila. São muitas as histórias de mães que esperavam ansiosamente o filho e que, depois do nascimento dele, passaram por momentos complicados.

É bem isso. Depois do parto, você nunca mais será a mesma. Há muitos hormônios envolvidos, um sobe e desce hormonal desde a gravidez até a amamentação. Por isso, é preciso ficar atenta para a possibilidade de uma depressão pós-parto, que, em certos casos, pode levar a mulher a necessitar de ajuda médica.

[
A dra. Viviane afirma que a mulher não deve se surpreender com eventuais distúrbios de humor no pós-parto. Eles são comuns devido ao estresse próprio do período. Esses distúrbios podem variar e é indispensável a busca de orientação adequada. Em caso de tristeza prolongada nessa fase, é recomendável que a mulher informe o seu obstetra.
]

Eu não tive depressão, mas muitas vezes me senti mexida e tristonha. Uma grande parte do mundo, principalmente das celebridades, vende a gravidez, o parto e o pós-parto como se fossem as coisas mais tranquilas do mundo. Pois quase tudo é mentira ou exagero. Tem muito trabalho, ralação e emoções subindo e descendo nesse negócio de ter um bebê que depende de você. Uma angústia pode surgir do nada, porque cansaço dá tristeza também.

Há ainda a frustração de, às vezes, não se conseguir dar conta de tudo. São mil coisas na cabeça, muita responsabilidade e uma cobrança social e individual de perfeição. São inúmeras as cobranças: ter um parto fácil, sem dor e normal; produzir leite suficiente para amamentar o filho; fazê-lo dormir a noite inteira... E se você não consegue atender a tanta expectativa, o resultado é frustração e, em seguida, tristeza e angústia.

Você pode se preparar, fazer cursos, ler livros, mas tudo muda de figura quando se está diante daquela criança tão dependente de nós. Por isso, resolvi escrever e contar a minha experiência, porque cada um tem a sua. Mãe real tem olheiras, chora, fica cansada e até grita de vez em quando.

Eu me lembro de correr para o chuveiro e chorar muito depois do nascimento da Luisa. Quando tive o Bento, então, eu chorava copiosa e silenciosamente enquanto a água escorria pelo meu corpo. É muita coisa acontecendo ao mesmo tempo. Além dos cuidados requeridos pelo bebê, há outra criança em casa, que também a solicita muito. Não há sensibilidade que resista.

Por isso, como já ressaltei, a qualquer sinal mais estranho, tipo muita vontade de chorar e uma angústia absurda que parece inundar seu coração, fale com seu médico. Às vezes, é algo passageiro, mas também pode ser um indício de que você precisa de ajuda especializada. Outro dia me falaram de um obstetra que conta com um profissional de psicologia na sua equipe. Achei incrível! Funciona assim: cerca de um mês após o parto, o psicólogo vai visitar a família do bebê em casa, para ver se está tudo bem, sentir o clima e as necessidades dos pais. Se tudo estiver bem, muito bom. Se não estiver, ele trata da família ou a encaminha ao profissional mais adequado. A visita está incluída no valor do parto. Sei que algo assim ainda é o luxo dos luxos num país tão desigual como o Brasil, mas tenho certeza de que, se todos, ricos ou pobres, tivessem essa assistência, muitos problemas seriam evitados.

Visitas em casa

Os novos pais do pedaço é que vão decidir qual será a melhor política de visitas ao recém-nascido. Nós tivemos a nossa e não me arrependo. Se durante a temporada na maternidade, nos primeiros dias da Luisa, nós liberamos as visitas, sem nenhuma restrição (apenas aquelas impostas pelas regras do hospital), ao chegar em casa tivemos a grande ideia de limitar os horários. Assim, teríamos certeza de que a nossa nova rotina não seria tão perturbada pelo entra e sai de gente. É óbvio que amávamos apresentar nossa pequena, mas, sem definir alguns horários para isso, seria festa todos os dias, porque somos animados por natureza e adoramos a casa cheia. Essa realmente foi uma das nossas melhores decisões naqueles primeiros tempos.

Quem dizia que queria conhecer a Luisa era avisado de que a casa estava de portas abertas, todos os dias, mas num horário específico. Preferimos o meio da tarde, o momento mais tranquilo do nosso dia. Desde o começo, acostumei a Luisa ao corre-corre de uma casa. Não tinha obsessão com o silêncio ou com o escuro absoluto. Queria que ela se acostumasse com o movimento. Se estivesse no peito, mamando, ela ficaria ali mesmo até acabar, escutando a conversa de quem tinha chegado. A única coisa que eu pedia às visitas era que lavassem as mãos e usassem álcool 70% para desinfetá-las — com o Bento, já não tive essa preocupação. 😬

Também nunca me preocupei com altas produções para receber as visitas. Se tivesse um docinho, eu oferecia a elas, mas sem nenhuma obrigação. Quem visita um recém-nascido sabe que o mais importante é não dar trabalho. Os tradicionais bem-nascidos que sobraram da maternidade, acompanhados de um cafezinho, acabaram sendo um agrado também para as visitas de casa.

Cuidando do umbigo

Quando você volta para casa com seu recém-nascido, além de todas as novidades, há ainda mais uma: a limpeza do umbigo do bebê, que está em processo de cicatrização depois do corte do cordão umbilical, que o ligava à mãe.

Em geral, não existe mistério. Na hora do banho, lave a barriga e o umbigo da criança com o mesmo sabão neutro usado nas outras partes do corpo. Depois, seque a região com gaze e aplique álcool 70% com uma haste flexível. (Se numa troca de fraldas o umbigo ficar molhado de xixi, é preciso repetir a limpeza com a gaze e o álcool.) Não cubra o umbigo com curativos adesivos ou esparadrapo e coloque a fralda abaixo dele, para que não roce no local. Cerca de dez a quinze dias depois, o pedacinho do cordão que ainda está lá — chamado de coto umbilical — cai, mas você deve continuar a fazer a limpeza com hastes flexíveis e álcool até que tudo esteja bem cicatrizado.

A amamentação

Sei que muitas mulheres sofrem para amamentar os filhos. São tantas histórias que ouvimos de pouco leite, rachaduras e machucados nos seios, bico do peito invertido, ou seja, para dentro, e até mastite (que eu tive, depois vou contar como foi).

Com a Luisa, fui uma sortuda nesse quesito. Amamentar minha filha foi uma experiência incrível. Algo que era parte do meu sonho de ser mãe, uma sensação muito aguardada e idealizada. O primeiro momento da amamentação de um recém-nascido é meio confuso — até os sentimentos ficam bagunçados. Tudo é estranho, cansativo, às vezes até incômodo. Dá para entender por que muitas mães desistem da empreitada logo no começo. Apesar de todo o amor e de toda a alegria implicados, não é fácil.

Na amamentação da Luisa foi tudo relativamente tranquilo, e mesmo os perrengues estavam dentro do esperado. Foi só uma semana de aflições, depois uma maravilha. Eu amamentava bonitinho e tinha leite à beça. Escutei muitas vezes que quem tem peito pequeno não produz muito leite e estou aqui para desmentir essa ideia: eu parecia uma vaca leiteira! 🐄 Foi tanto leite que cheguei a estocar e até a doar o excedente. Amamentei durante dez meses. Trata-se de um momento único de amor e cumplicidade, uma troca, um encontro total de dois corpos. Todas as palavras parecem não dar conta do que se passa quando você está alimentando seu bebê com um líquido produzido por seu próprio corpo. É mágico. A natureza é mesmo incrível.

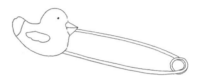

Os primeiros dias da amamentação

Os primeiros dias de um recém-nascido são os mais exaustivos, como já disse aqui. Você ainda está tentando entender esse serzinho que saiu da sua barriga, uma coisinha pequena e frágil, e precisa ter leite suficiente para que ele não morra de fome. É muita novidade e muita responsabilidade ao mesmo tempo. Ainda bem que nos dois ou três primeiros dias você pode contar com a ajuda das enfermeiras da maternidade, que são craques em todo o processo da amamentação. Se conseguir fazer um curso durante a gravidez, ele também pode ajudar bastante.

Logo descobrimos que o líquido que sai do peito da mãe nos primeiros dias do pós-parto não é o leite propriamente, mas sim o que se chama de colostro, ou de primeiro leite. Apesar de não sair em grande quantidade, o colostro é muito nutritivo e rico em anticorpos que protegerão o bebê nesse começo de vida. E justamente porque sai devagar, o recém-nascido pode ficar horas e horas seguidas coladinho no seu peito. Com a Luisa e o Bento foi bem assim que aconteceu.

> A pediatra Danielle Lopes diz que é importante que o bebê faça a sucção, porque é assim que o corpo da grávida vai entender que há alguém dependendo do leite dela para sobreviver e, então, vai começar a produzi-lo de fato. O tempo que o leite demora para chegar depende do tipo de parto. Quando a mulher entra em trabalho de parto, é enviada uma informação ao cérebro dela para que produza leite. Quando o bebê nasce por cesárea, existe um tempo para que o organismo entenda que houve um nascimento e que precisa produzir leite. Portanto, quando o parto é normal, o leite desce mais rápido, geralmente do segundo para o terceiro dia do bebê. Na cesárea, ele desce do terceiro para o quarto dia. Enquanto isso, o bebê continua mamando colostro.

No curso de amamentação aprendi que nesse começo não dá para a gente impor qualquer limite ao bebê. Ele reclamou um pouquinho, chorou, se mexeu? Minha experiência diz que é hora de colocá-lo no peito. O colostro, o cheiro e a voz da mãe vão lhe trazer confiança. Mais para a frente, você pode fazer tabelinhas de mamadas, estipulando o tempo entre uma e outra, mas faça isso depois de alguns dias em casa, quando a situação estiver mais organizada e o leite já estiver bombando no seu peito — mais adiante vou retomar esse ponto.

A pega

É bem curioso perceber que, logo ao sentir o cheiro da mãe, o bebê já vai procurando alguma coisa para colocar na boca. É muito instinto naquele serzinho! Na maternidade, as enfermeiras me ensinaram a melhor posição para colocar a Luisa no seio e como ela devia encaixar a boca no bico, abocanhando-o todo, inclusive a aréola. Se tudo estiver bem certinho, o bebê vai mexer as bochechas enquanto estiver sugando e engolindo. Parece um peixinho respirando debaixo d'água. Se não estiver, ele tende a reclamar e mostrar que nada ou quase nada está saindo do seio. Meu conselho é deixar a ansiedade de lado e munir-se de paciência, porque nem sempre tudo ocorre como manda o figurino. Pense que, se uma mamada não foi tranquila ou não pareceu muito boa, a próxima será diferente.

Para ajudar a encaixar o bebê no peito, uma boa dica são aquelas almofadas de amamentação que ficam ao redor da cintura quando a mãe está sentada. Com elas, é possível dar de mamar numa poltrona e também num sofá. O bebê fica deitado na almofada, o que facilita o contato com o corpo da mãe. Dá segurança e estabilidade. 👍

Durante a amamentação, especialmente no começo, um item complementar são as pomadas que ajudam na cicatrização de eventuais rachaduras ou machucados, que surgem porque a pele está muito sensível. Existem várias no mercado, e seu médico pode receitar alguma delas.

[Em muitos casos, alerta a dra. Danielle, os mamilos das mulheres que amamentam só cicatrizam se estiverem secos e limpos, e as pomadas podem atrapalhar esse processo.]

Mamada com horário

Depois que o fluxo do leite já está a todo vapor e o esquema em casa mais ajeitado, meu conselho é que você comece a pensar em organizar as mamadas do bebê. É claro que vai haver dias em que esses horários vão ficar mais bagunçados, se a criança estiver mais chorona, com alguma dor ou febrinha... Nesses dias, provavelmente, ela vai querer ficar grudadinha no peito o tempo todo, e eu acho que você pode deixá-la curtir esse aconchego.

Para organizar os horários, comece marcando a hora de início de uma mamada. A próxima só deve acontecer três horas depois do horário que você anotou, e assim sucessivamente. Pode parecer meio radical para alguns, mas minha experiência com dois bebês diz que funciona. Sua vida vai ser muito mais tranquila. A criança se alimenta com vontade, enche a barriga e, em seguida, dorme. Um lindo ciclo que fará bem para todos.

Outra dica é dar um peito de cada vez, porque, descobri também no curso, os nutrientes do leite do começo da mamada são diferentes dos do leite do fim. Ou seja, é importante que o bebê beba o leitinho de um peito até que ele fique vazio (o peito, claro 😝). Na próxima mamada, é a vez do outro.

> A dra. Danielle explica: o leite do início da mamada é rico em água, portanto, hidrata e mata a sede do bebê. Já o do final é rico em gordura, que o engorda e sacia, permitindo o intervalo entre as mamadas.

Na época da Luisa, eu tinha um caderninho em que anotava os horários das mamadas, o tempo de duração de cada uma delas e também o peito que eu tinha oferecido. Quando chegou a vez do Bento, já havia um aplicativo de celular que permitia registrar tudo. Viva a tecnologia!

Mamadas de filho para filho

Quem tem mais de um filho sabe que pode haver diferenças no jeito como eles mamam. A Luisa nunca mamou enlouquecidamente. Ia sempre sem tanta sede ao pote, mamava, se cansava e então parava, e assim resolvia sua refeição. Não ficava mais de quinze minutos no peito. Já o Bento, ah, o Bento... Notei a diferença entre os dois já nas primeiras mamadas do meu filho, que chegou sugando mais leite, com mais força e durante mais tempo. Às vezes, ele ficava uma hora pendurado no meu peito.

A Luisa muitas vezes preferia dormir a acordar para mamar. E aí rolava aquele dilema de acordá-la ou não. Como ela sempre foi magrinha, eu não deixava que passasse mais de quatro horas sem mamar (exceto à noite, porque se ela estivesse embalada no sono, eu também estaria). Para acordar a criança, se achar que vale o esforço para manter as mamadas bem regulares ou se for necessário por uma questão de nutrição, uma boa sugestão é ir tirando a roupa dela bem devagarinho, sem assustá-la, de modo que a temperatura do corpo mude e ela desperte. Fazendo isso, é muito provável que, ao acordar, ela queira mamar imediatamente.

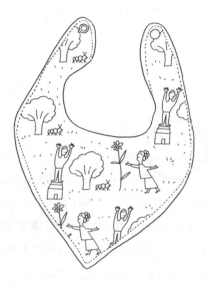

Amamentação exclusiva até os seis meses

Fiz com a Luisa o que a maioria dos pediatras recomenda quando a amamentação decorre sem problemas, com o bebê ganhando peso e crescendo dentro do esperado: amamentei minha filha exclusivamente com meu leite durante os primeiros seis meses da vida dela. E não me arrependo nem um pouco. Foi lindo, amei e faria tudo de novo. Hoje, repensando, acho que só teria sido menos radical em um aspecto: como eu estava colada na minha bebê, queria estar disponível sempre que ela precisasse mamar. Por isso, demorei a concordar em tirar meu leite para dar a ela na mamadeira. Fiz isso uma ou duas vezes, no máximo.

Ninguém precisa ser tão radical quanto eu fui. Não há mal algum em eventualmente tirar o leite que sobra — e o meu sobrava a ponto de doar — e oferecê-lo em uma mamadeira quando você, a mãe, está distante. O bebê não vai amá-la menos nem ficar inseguro se você não estiver presente numa mamada. Há até mesmo quem defenda que a mãe pode aproveitar esse artifício para dormir mais de três horas seguidas. E realmente, dependendo da época, como os primeiros meses da criança, pode ser um luxo enorme dormir cinco horas sem interrupção!

O mais fácil é tirar o leite com uma bomba elétrica especialmente feita para isso. Não é difícil encontrá-la para vender. Há também versões manuais, com a mesma função. Já escutei falar em gente que consegue tirar o leite só com as próprias mãos, como se tivesse ordenhando o peito, mas, para mim, é quase um mito!

A mamadeira com leite da mãe pode ser usada também em outros momentos. Por exemplo, se quiser sair para jantar com seu (sua) parceiro(a). É bem possível ir a algum lugar próximo de sua casa, se você deixar uma mamadeira com seu próprio leite, para o caso de o bebê chorar. Traz uma tremenda tranquilidade.

Você pode ir ao cinema, cortar o cabelo, comprar uma roupa nova, dar um mergulhinho na praia... Isso tudo sem deixar qualquer trauma no seu filho! Vale a tentativa. 😉

A mamadeira do pai

Acho tremendamente injusto que o pai não consiga amamentar o filho. A sensação de encontro, de amor em seu estado mais pleno, de entrega e troca é tão incrivelmente única que é difícil de ser descrita. O pai pode dividir as tarefas, ficar ao lado da mãe, se envolver ao máximo, mas nunca terá a chance de sentir tamanha proximidade física com seu bebê. O mais próximo que pode chegar disso é, obviamente, dar a mamadeira. Como fui conservadora com essa história de tirar o meu leite e oferecê-lo na mamadeira, meu marido só foi ter o prazer de alimentar a nossa bebê sozinho quando ela já tinha quatro meses. Foi um momento histórico. Ele exibia um sorriso de satisfação e alegria pura no rosto, enquanto ela sugava a mamadeira no seu colo. Uma graça!

Meu marido pôde ficar alguns meses sem trabalho fixo depois do nascimento da Luisa. Por isso, conseguiu ter todo o tempo do mundo para ficar ao meu lado, dividindo todas as tarefas. Acordava comigo no meio da noite, trocava fralda, fazia a Luisa dormir, além de dar todos os banhos. Nós dois havíamos decidido encarar tudo juntos, sem grandes ajudas de fora. Nessa jornada, só a união e o companheirismo salvam um casal. E foi isso que aconteceu.

Se o pai tem que voltar ao trabalho logo, acho interessante que a família se organize para criar uma dinâmica que inclua todos. Quando o bebê ainda mama de madrugada, o pai pode, por exemplo, acordar ao menos uma vez por semana para dar a mamadeira de leite materno ao filho, de modo que a mãe possa dormir algumas horas sem interrupção. Ou vocês podem estabelecer outra combinação em que o pai assuma sozinho os cuidados com o bebê, em horários compatíveis com seu trabalho. Por exemplo, levar a criança para dar um passeio rápido antes de ir para o trabalho, colocá-la para arrotar e trocar as fraldas da madrugada, entre muitas possibilidades.

O ritual do arroto, aliás, pode ser um ótimo momento de protagonismo do pai. Após cada mamada, é necessário colocar o bebê para arrotar, segurando-o mais em pezinho no colo, a fim de completar o ciclo da boa digestão do leite. E é uma grande ajuda para a mãe que outra pessoa faça isso. Acho uma boa tarefa para o pai. Meu marido adorava ser o dono dessa função.

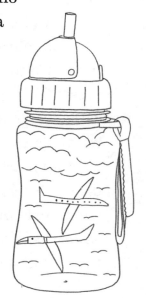

Alimentação da mãe durante a amamentação e o problema do refluxo

Uma das conversas que certamente vão rondar o período pós-parto é o que a mãe deve ou não comer enquanto estiver amamentando. Este é também um tema delicado, porque cada mãe tem uma experiência, uma opinião, uma dica. Por isso, acho que nada melhor do que trocar muitas figurinhas com o pediatra do seu filho.

[A pediatra Danielle Lopes diz que não existe nenhum artigo científico provando que determinados alimentos causam cólicas no bebê. Mas a prática clínica mostra que alguns parecem ter esse efeito. Pelo observado, chocolate, feijão, repolho, espinafre, couve, leite e derivados, refrigerantes e amendoim seriam alguns deles. O que causa gases na mãe pode causar gases ou cólicas no bebê.]

A dra. Danielle explica que as cólicas acontecem porque a lactose do leite materno entra em contato com o intestino imaturo do bebê. Elas aparecem quando o bebê tem por volta de três semanas de vida, melhoram 90% das vezes aos três meses e costumam desaparecer completamente aos quatro meses. Para amenizar os sintomas, além de evitar os alimentos mencionados, a mãe pode fazer massagens ou colocar uma bolsa de água morna na barriga do bebê. Quando indicado pelo médico, também pode fazer uso de medicamentos como probióticos e fitoterápicos ou de medicações analgésicas e antigases.

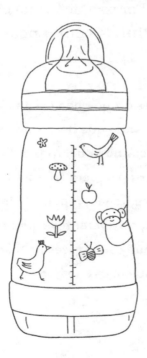
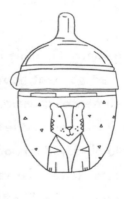

Outra questão bastante complexa é o refluxo, um problema bastante comum hoje. Meus filhos não sofreram com isso, mas a maioria das crianças não tem a mesma sorte.

> A dra. Danielle explica ainda que existem dois tipos de refluxo. O refluxo fisiológico, comum a quase todos os bebês, aparece desde o nascimento por causa da imaturidade do esfíncter esofagiano, a válvula que controla a passagem de alimentos do esôfago para o estômago. O alimento, no caso o leite, faz o caminho inverso do natural, ou seja, volta do estômago para o esôfago, podendo causar dores, regurgitação e até vômitos. Trata-se de algo mais ou menos comum porque o esfíncter ainda está em fase de amadurecimento e pode ficar mais tempo relaxado e provocar o retorno do que foi ingerido. Já o refluxo patológico aparece em torno de quatro meses e costuma melhorar à medida que a criança passa a comer alimentos sólidos e assumir uma postura mais ereta e menos deitada. Para tentar combater o refluxo, é recomendável deixar o bebê mais tempo em pé para arrotar. Também pode ser preciso recorrer a um travesseiro antirrefluxo e a medicamentos como antiácidos para melhorar a queimação.

Meus filhos também não têm qualquer tipo de alergia ao leite de vaca. Mas é cada vez mais comum o número de crianças que apresentam esse problema.

> Segundo a dra. Danielle, existe a intolerância à lactose e a alergia à proteína do leite de vaca, que são coisas diferentes. Na primeira, o organismo da criança não consegue digerir a lactose (o açúcar do leite), porque não produz lactase (enzima que faz a digestão desse açúcar) suficiente. Na segunda, acontece uma reação do sistema de defesa do organismo da criança à proteína do leite. O tratamento das duas condições envolve a retirada total do leite da dieta materna.

Sobre a minha dietinha da amamentação, evitei comer o grão do feijão (mas não o caldinho!), deixei de lado alimentos gordurosos (inclusive chocolate!) e simplesmente aboli comida temperada com alho e pimenta (nem pensar!).

Como não tive problemas com leite e produtos lácteos em geral, adorava me jogar num mingau, que matava a fome e ainda dava uma boa sensação de saciedade. Amamentar dá uma fome danada! 😋

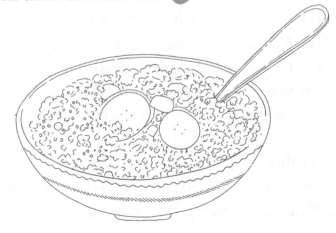

Uma vez, durante o período de amamentação da Luisa, confesso, caí em tentação. Não consegui segurar a onda e comi um pedaço de chocolate. Para quê? Luisa chorou muito, muito, muito, com cólicas. Berrou mais de uma hora seguida. E a minha culpa? Imensa, horrível. Estava claro que uma coisa tinha a ver com a outra porque Luisa foi uma bebê tranquila, que dificilmente chorava muito. A mãe tem instintos, que vai aprimorando ao longo da vida do filho. Eu sabia que tinha sido aquele chocolate. Me arrependi tremendamente, mas já era tarde. Pelo menos, depois disso consegui me segurar até o fim da amamentação dela, que durou até os dez meses, e ficar longe da perdição do chocolate.

Bebidas alcoólicas e amamentação

Se a alimentação da mãe que amamenta pode afetar a criança diretamente, influenciando sua digestão e bem-estar, com a ingestão de bebidas acontece o mesmo. Os médicos recomendam que, durante a amamentação, a mãe não tome nenhum tipo de bebida alcoólica. Como sou obediente, cumpri à risca essa recomendação e evitei paixões como cerveja, vinho e espumante. Também deixei de lado outros tipos de bebida que podiam provocar algum incômodo, como refrigerantes (por causa dos gases) e café (devido à cafeína, que é estimulante).

> De acordo com a dra. Danielle, as bebidas alcoólicas no pós-parto aumentam os gases na mãe e no bebê.

Mas tenho uma superdica caso você queira dar uma fugidinha dessa regra — o que não fará mal a ninguém, desde que seja uma exceção. Se for a uma festa ou estiver precisando muito tomar algo para relaxar, você deve se preparar antes. Armazene seu próprio leite num pote estéril, na geladeira ou no congelador (se for demorar mais do que um dia para usá-lo). Então você pode beber sua bebida alcoólica preferida (em pequena quantidade, claro). Na próxima mamada, depois de beber, não ofereça o peito à criança, e sim a mamadeira com seu leite armazenado. Com o auxílio de uma bomba, tire o leite "batizado" do seu peito e o descarte. Em seguida, continue as mamadas como sempre. Dá um certo trabalhinho, mas vale para matar a vontade. 😌

Mastite

Eu já tinha ouvido falar em mastite, mas, na verdade, não sabia direito do que se tratava. Precisei sentir na pele para entender o que é — ou melhor, sofrer na pele para saber como é doloroso. O curioso, no meu caso, é que só tive mastite na amamentação do Bento. Na da Luisa, não tive nenhum grande problema, apenas algumas fissuras no bico do peito e olhe lá. Contudo, já que estou falando não só das alegrias mas também das dores de amamentar, não há como não lembrar esse sufoco que ocorreu nos primeiros meses do Bento.

Estava tudo indo muito bem com o meu leite e com a amamentação: Bento mamava num ritmo bom e ganhava peso. Tudo lindo, incrível, como manda o figurino. Até que precisei voltar ao trabalho. Tinha combinado que, quando ele estivesse com três ou quatro meses, eu retomaria o trabalho no *Fazendo a Festa*, programa sobre festas infantis que apresento desde 2015 no GNT. Essa é a minha profissão, e eu sabia que tinha pecado por excesso ao ficar grudada na Luisa até ela completar um ano e meio. Não gravaria todos os dias nem o dia todo, e a produção do programa me ofereceu toda a estrutura necessária para levar o Bento ao set de filmagem.

Foi tudo bem bacana no começo, nos horários das mamadas do Bento, todo mundo parava, e eu calmamente dava o peito para ele. Foi um tremendo apoio que permitiu que eu vivesse a maternidade e, ao mesmo tempo, fizesse o que eu também amo muito, que é trabalhar na televisão.

Um tempinho depois, porém, a correria das gravações acabou pesando. Um dia comecei a sentir o peito dolorido, inchado, duro, quente. Alguma coisa não ia bem, mas achei que fosse algo normal da amamentação. Ao longo do dia, meu peito foi ficando cada vez mais inchado e quente; à noite, a dor era tão insuportável que eu não conseguia nem mesmo encostar nele. Comecei a passar muito mal, a sentir calafrios, a tremer, e tive até febre. Nunca tinha passado por nada parecido, uma dor que nunca imaginei sentir. Percebi que não devia ser uma bobagem. Falei com a minha médica, que imediatamente disse que eu estava com uma infecção nas glândulas mamárias que só acontece durante a amamentação, a temida mastite. Muito provavelmente, na correria das gravações, Bento não mamou direito e acabou não esvaziando uma das mamas, facilitando o acúmulo do leite, que, ao "empedrar" (na verdade, o que ocorre é o entupimento dos ductos mamários), facilita o aparecimento da inflamação e do inchaço.

> Segundo a obstetra Viviane Monteiro, a mastite é uma infecção aguda das glândulas mamárias no período da amamentação. O quadro clínico pode variar desde uma inflamação local até a formação de abscesso, podendo levar à septicemia. Outros sintomas são mal-estar, febre, fraqueza e calafrios. Geralmente é unilateral e pode ficar restrita à aréola ou comprometer toda a mama.
> A paciente deve ser avaliada por um médico ou num banco de leite por profissionais especializados. Em alguns casos são receitados antibióticos.

O que fazer nessa situação? Minha médica me indicou correr para o chuveiro quente e massagear os seios com a água morna. Depois, muita compressa com água quente sobre eles. E, finalmente, esvaziar os seios dando de mamar para o Bento. Tudo, mas tudo, com muita dor. Na hora em que o Bento abocanhou o bico do peito, eu fui à Lua e voltei. Uma loucura de tanta dor. 😭 Ele mamava, e eu berrava de dor, chorava alto. Um pesadelo, um horror. Nem conseguia respirar direito de tanto incômodo. A sensação só melhorou um pouco depois que ele esvaziou os seios. Fiquei morta de medo de voltar a dar de mamar ao Bento, porque o pior já tinha passado, mas tinha restado uma dor, um trauma. Depois desse socorro por telefone, fui à médica, e ela prescreveu as medicações necessárias.

O fato é que dificilmente uma mãe sai de uma mastite ilesa. No meu caso, acabou antecipando o fim da amamentação exclusiva do Bento. No processo de cura da mastite, minha produção de leite diminuiu, e Bento começou a chorar de fome. Tudo se resolveu quando, enfim, aceitei que, diferentemente da Luisa, ele teria de tomar fórmula industrializada de leite já com quatro meses. Nos meus planos, Bento também seria amamentado exclusivamente até os seis meses e, a partir daí, como a Luisa, equilibraria suquinhos e papinhas com meu leite até ser desmamado. Na vida real, paramos aos quatro meses. Mais um aprendizado, e a certeza de que, na maternidade, a realidade pode ser bem mais poderosa que os nossos sonhos.

O segredo da madrugada

Nas mamadas da madrugada, no peito ou na mamadeira, o segredo para seu bebê não despertar de vez é ser rápida e ágil e não fazer muito estardalhaço. Eu me levantava da cama assim que meus filhos davam aquela primeira mexidinha no berço, já avisando que vem choro alto muito em breve, porque está na hora de comer. Essa mexidinha no berço e uns barulhinhos que ainda não se transformaram em choro são a senha para que você, ou quem for ajudar, pule da cama, pegue a criança ainda de olhos fechados e dê de mamar mesmo que ela esteja dormindo. Eu tinha medo de demorar muito e, por isso, o bebê começar a chorar forte e acabar achando que já era hora de acordar. Nesse esquema *The Flash*, provavelmente a criança vai mamar e seguir dormindo, na maior tranquilidade. Paz para o bebê e para os pais, que conseguem voltar para a cama logo e curtir o merecido descanso até a próxima mamada. 🙏

Se for preciso trocar a fralda, minha dica é continuar tentando ser ágil e resolver tudo bem rápido. Aqui em casa, tudo funcionava como um pit stop de Fórmula 1, eu e meu marido correndo contra o relógio. Era muito engraçado!

Caminhos para o sono

Conheço pais que dizem que essa história de o bebê dormir a noite toda, no primeiro ano de vida, não passa de um mito. Na minha casa, somos a prova de que isso é possível. Não estou me referindo aos primeiros dias enlouquecidos do recém-nascido, quando não há hora para nada e as mamadas não seguem nenhuma regra, mas à fase em que as mamadas já estão mais regulares e o bebê passa a ter uma rotina mais acertada. Pode ser que eu tenha tido sorte, mas meus dois filhos foram bons dorminhocos. E olhem que nunca segui nenhum método específico para ensinar a criança a dormir. Melhor dizendo, usei meu próprio método, segui meu instinto materno. E cada uma das crianças tinha também o seu jeitinho.

Minha mãe conta que, quando eu era bebê, só pegava no sono embalada por um passeio de carro. Ela me colocava na cadeirinha e ficava dando voltas no quarteirão até eu dormir. Não fiz nada disso com os meus filhos.

Nunca fui neurótica pelo silêncio absoluto na casa nem pelo breu total no quarto. Tentei acostumar minha filha a dormir com um barulho normal, da "vida" numa casa normal, onde acontecem coisas e o mundo não para. Na soneca do dia, por exemplo, deixava o quarto com a cortina um pouquinho aberta ou a punha no carrinho no meio da sala. A Luisa e depois o Bento se acostumaram a dormir mesmo quando havia pequenos barulhos, um pouco de claridade; com isso, eles pegam no sono em qualquer lugar, com uma facilidade enorme.

Já imaginou, num dia de casa cheia, ter de mandar todo mundo ficar quieto para seu filho tirar uma soneca? E quando são dois ou mais irmãos? Impossível, ou enlouquecedor, exigir silêncio de todos. Em contrapartida, sempre gostei de ninar meus filhos, de ficar com eles nos braços e depois colocá-los no berço. A Luisa sempre amou e continua amando ficar no colo até adormecer. Já o Bento, quando ficou maiorzinho, pedia o berço, apontando mesmo para ele, porque não queria adormecer nos meus braços ou nos do pai.

Uma coisa que sempre curti foi cantar para eles. Ou então fazer um barulhinho com a boca, imitando água descendo da cachoeira, num ritmo suave. Fiz esse som, que tem o poder de relaxar um bebê, desde que estavam na barriga, para eles irem se acostumando com ele e também com a minha voz.

Outro fator que pode ter contribuído para que eles dormissem bem foi o fato de ficarem no quarto deles desde a chegada da maternidade. Cada um no seu próprio espaço, para logo ficar claro que a cama dos pais é um lugar e a dos filhos outro bem diferente. Isso não quer dizer que eles nunca quiseram ir para a minha cama ou que eu nunca amamentei deitada no meu colchão. Claro que não. Criança AMA a cama dos pais, e tem horas que é muito gostoso ficar todo mundo junto mesmo. Só que não faz bem para eles nem para o casal que isso vire uma prática de todos os dias — de todas as noites. Cada um no seu espaço de descanso e relaxamento.

O ritual do sono

Para acalmar o bebê e ajudá-lo a embalar no sono, um hábito que deu certo em casa e que gosto de dividir é o do ritual do banho. É um ritual porque engloba um banho relaxante — de preferência com seu (sua) parceiro(a), para garantir um momentinho a dois —, mamada, troca de fralda e bercinho. No fim do dia, depois de um banho delícia, com água na temperatura ideal, uma mamada no colo de alguém que o ame, num lugar tranquilo, escutando uma música calma, são grandes as chances de o bebê não resistir ao sono. E se você fizer nele uma massagem antes do banho, o descanso pode ser ainda maior.

Estômago cheio costuma ser outro santo remédio para embalar os sonhos das crianças. Virei tão fã dele que passei a dar aos meus filhos uma vitamina de banana, sem açúcar, um pouco antes de irem para a cama. É bater no estômago e cair duro na cama! Percebo que, bem saciados, eles sentem sono e querem se recolher para descansar (vale lembrar que é importante que as crianças escovem os dentes antes de dormir!). Só evito dar mamadeira de madrugada, porque a criança pode acabar ficando dependente dela para voltar a dormir.

O Bento às vezes acorda e pede a mamadeira, mas eu me seguro. Procuro ter paciência e explico que ele já tomou uma mamadeira ou vitamina antes de dormir e, por isso, não deve estar com fome. Falo para ele virar de ladinho, fechar os olhinhos e voltar a dormir. Acredito que, se eu der a mamadeira uma vez que seja, ele vai associar o sono ao leite. E vamos acabar virando escravos do leite da madrugada. 😬

A hora do banho

A hora do banho é sinônimo de felicidade para muitos bebês que conheci e conheço, inclusive os meus (mas há também os que choram bastante — não se assuste se esse for o seu caso). A criança está enjoadinha? Está suada e irritada com o calor? Sujou-se com uma golfada? Fez tanto xixi que escorreu para fora da fralda? Está chorando sem motivo? Precisa de um empurrãozinho para pegar no sono? Em todas essas situações, nada melhor do que um banho para relaxá-la, ainda mais quando é dado pela mãe ou pelo pai.

O sucesso lá em casa foi desde sempre o banho de... chuveiro! Quando a Luisa completou quinze dias, entramos com ela no chuveiro. Ela adorou! Além de ser muito prático, tomar banho junto com o bebê é absolutamente prazeroso. Uma delícia! Desde o início, meu marido foi o escolhido para assumir a missão do banho. Decidimos que aquele poderia ser o grande momento de encontro entre pai e filha. E assim foi o banho durante os primeiros meses: os dois bem abraçadinhos, curtindo um ao outro, debaixo do chuveiro, como se não houvesse mais ninguém ao redor — claro que muitas vezes eu ficava espiando de longe, dando os meus pitacos e ajudando no que fosse preciso, mas essa era a hora dos dois. E era melhor ainda quando eu conseguia dar uma fugida e descansar um pouco enquanto eles se divertiam debaixo d'água.

PASSO A PASSO PARA O BANHO NO CHUVEIRO

- Antes de mais nada, meu conselho é deixar a luz do banheiro mais fraca, quase na penumbra. Se puder, coloque também uma música tranquila. Tudo vai contribuir para o clima gostoso do banho.
- Tenha o cuidado de deixar a água morninha, com um jato não muito forte, checando se está tudo o.k. antes de entrar com o bebê.
- A criança deve estar no colo bem agarrada ao adulto, em posição vertical, com as duas barrigas se encostando.
- Depois é só começar a passar o sabonete — daqueles especiais para bebê — no corpinho dele, aos poucos, sem nenhuma pressa. É tempo de relaxar, aqui ninguém está numa corrida de Fórmula 1.
- Minha dica é primeiro passar o sabonete nas perninhas com uma mão, enquanto a outra segura a criança. Depois, enxaguam-se as pernas. Passar o sabonete nos bracinhos

e enxaguá-los em seguida. Repita essas ações em todas as partes do corpo do bebê. Devagarinho e por partes, não há perigo de ele escorregar do seu colo.
- Tenha o cuidado de não molhar o rostinho do bebê com um jato de água muito forte, para não assustá-lo.
- No fim do banho, o ideal é que alguém pegue o bebê do colo do adulto para enxugá-lo.

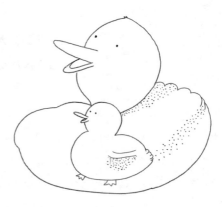

Balde e banheira

Muitas vezes, nós esticávamos o banho da Luisa e depois do Bento colocando-os dentro de um balde especial, uma espécie de ofurô infantil, que hoje não é difícil de achar em lojas de artigos para bebês. Um balde normal também pode servir, mas o ideal é que ele tenha certa curvatura no fundo, na qual o bumbum do bebê vai se encaixar. Esse banho no balde relaxa ainda mais o seu filhote. Atenção: jamais deixe o bebê sozinho quando ele estiver dentro do balde, nem por um segundo, mesmo que a cabeça dele já fique bem firme. Nesse caso, é preciso ter sempre a supervisão de um adulto para não haver risco de afogamento.

Para quem não quer se aventurar no chuveiro, ainda resta a opção da banheira. Usei-a nos primeiros quinze dias dos meus dois filhos. Não é preciso ferver a água, você pode usar a do chuveiro. Coloque as costas da mão na água para verificar se ela está numa temperatura relaxante. O ideal é que esteja por volta dos 36ºC. Se quiser, coloque um pouquinho de chá de camomila na água, ele acalma e previne assaduras.

Eu morria de medo de dar banho, parecia demais ter de lidar com o bebê, a água e o sabonete. Tinha pânico de a criança escorregar das minhas mãos. Nesse sentido, uma boa dica é fazer um curso durante a gestação que ensine todos os passos do banho mais tradicional, além de aceitar a ajuda das enfermeiras na maternidade para o emocionante primeiro banho.

O importante é fazer da hora do banho uma rotina gostosa. Todo dia, no mesmo horário (ou nos mesmos horários), com calma, uma música relaxante ao fundo, garanto que você vai curtir muito esse momento com seu bebê.

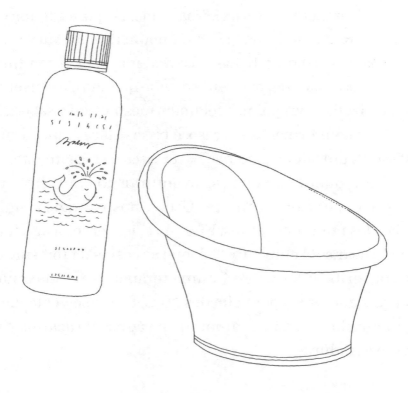

A barriga no pós-parto

Um assunto relacionado à maternidade sobre o qual acho que pouca gente fala é a barriga no pós-parto. Ela continua lá, nem tão firme, nem tão forte, mesmo depois de o bebê ter nascido. Sobretudo nos primeiros dias depois do parto, e até nos primeiros meses, a sensação é de que tivemos o bebê, mas continuamos grávidas! E isso pode gerar uma certa angústia...

Não há milagre. Se a pele esticou porque a barriga cresceu muito, ela provavelmente vai demorar a voltar para o lugar. Daí a importância de usar cremes hidratantes durante toda a gestação, fazer atividades físicas, não engordar demais e se alimentar direito também no pós-parto, sem loucuras para mais ou para menos.

> Dar de mamar também ajuda a pôr as coisas no lugar, ensina a dra. Danielle Lopes: a cada sucção do bebê há um estímulo ao organismo da mulher para que libere ocitocina, hormônio que aumenta a contração uterina como forma de proteção contra os sangramentos pós-parto. Como consequência, a barriga diminui, pois o útero contrai. Mas isso não elimina gordura. Apenas reduz o volume abdominal.

Mesmo que você saia na rua sem o seu bebê e achem que ainda está grávida (isso aconteceu com um monte de gente que conheço), pense que não deve nada a ninguém. Pare de se cobrar e saiba que uma hora, nem que seja depois de alguns meses, seu corpo deve voltar ao que era antes da gravidez. Ou melhor, quase ao que era, porque dificilmente uma mulher passa por esse estado sem que alguma mudança fique de vez no seu corpo. Eu, por exemplo, percebo que meu corpo é bem diferente depois das minhas duas gestações: os seios deram uma caída e o quadril alargou.

O pós-parto é uma época em que a mulher tem que redobrar a atenção para não se sujeitar à busca de um corpo perfeito. Essa paranoia pode atrapalhar os cuidados com o bebê, a amamentação e tudo mais. Há tantas coisas em que é preciso pensar que não dá para se cobrar de ser também uma Miss Universo. Em contrapartida, acho que a gente não deve relaxar demais. Digo isso porque no pós-

-parto da Luisa eu me entreguei tanto, mas tanto à maternidade que simplesmente nem trocava de roupa durante o dia. Passava dias e noites de camisola ou pijama, totalmente à disposição da minha bebê. No máximo, usava um moletom. Não penteava o cabelo, ficava bem largada, acreditam? Equilíbrio é o meu melhor conselho.

Usar ou não usar cinta, outro dilema

A cinta virou um item polêmico no pós-parto dos tempos contemporâneos. Se antigamente muita gente usava sem nem pestanejar, hoje muitos médicos afirmam que ela não serve para nada. De fato, não tem milagre. Depois do parto, naturalmente, sobra uma barriga que demora para ir embora, e não é uma cinta apertada que vai fazer com que o corpo da mulher volte ao lugar num passe de mágica.

Logo após o parto da Luisa, comprei uma cinta do tipo maiô e a usava debaixo da roupa. No meu caso, ao colocá-la, eu me sentia bem melhor: a barriga que havia sobrado ia para o lugar, minha postura se endireitava imediatamente e até minha respiração ficava menos ansiosa. A sensação que eu tinha era de que meus órgãos, que estavam todos meio que sambando dentro da minha barriga, haviam, enfim, se arrumado! 😉 Para mim, a cinta foi de grande ajuda, mas essa é uma questão de gosto e até de recomendação médica. Usei-a durante um mês e me serviu à beça.

Beleza: táticas de sobrevivência no pós-parto

Existem algumas técnicas de sobrevivência que podem ajudar a enfrentar a roda-viva em que se transforma o cotidiano no pós-parto. Em se tratando de beleza, não custa nada mudar de roupa logo ao acordar. Depois de passar meses de camisola e pijama cuidando da Luisa, na vez do Bento fui bem mais esperta: mal acordava e já colocava uma legging e uma camiseta, tipo roupa de ginástica. Está certo que demorei meses até conseguir fazer ginástica de fato, mas só a sensação de estar pronta para sair a qualquer momento, com o cabelo preso direitinho e tênis nos pés, já me fazia um tremendo bem.

São as mesmas 24 horas que você tem para cuidar de si e do recém-nascido. Não dá tempo para fazer a unha, ir ao cabeleireiro ou até mesmo tomar banho direito. Por isso, já estar pronta para uma saidinha — mesmo que rápida, ao banco ou ao mercado — me deixava com uma cara muito melhor.

Outro segredinho é escolher bem as lingeries. Hoje há sutiãs de amamentação bem bonitos, e até mesmo sensuais, que podem valorizar ainda mais seus seios — se estiver amamentando eles devem ficar lindos e enormes. Uma lingerie caprichada, de cor forte — nada de bege ou cores pálidas —, tem um efeito psicológico maravilhoso: você vai se sentir poderosa, bonita e gostosa, tenho certeza! 😏 Seu filho chegou ao mundo, mas não se esqueça de você. Lembre que a vaidade na medida certa é muito saudável: faz bem para o corpo e para a alma.

Tipos de choro

Uma das magias da maternidade — e também da paternidade — é que bastam alguns dias com o bebê para, instintivamente, começarmos a entender o comportamento daquela criaturinha minúscula que temos nos braços. É assim com os choros do recém-nascido. Se nos primeiros dias não sabemos identificar se o bebê chora de cansaço, fome ou fralda suja, logo começamos a perceber as muitas nuances em cada choro, uma vez que essa é a forma de a criança se comunicar naquele momento.

Entre mamadas e trocas de fralda, ao colocar o bebê para arrotar, ao dar banho, ao fazê-lo dormir, a mãe e o pai vão treinando o ouvido. Com o tempo, vão descobrindo outros tipos de choro: de dor (provocada, quase sempre, por cólica ou refluxo), de vontade de fazer cocô (quando, por algum motivo, a criança fica constipada), entre tantos outros. De uma hora para outra, os pais se sentem como um tradutor daquela língua, o que torna o dia a dia mais fácil.

Luisa, para minha sorte, nunca foi muito chorona. É curioso que, atualmente, anos depois de sua época de bebezinha, só consigo lembrar de uma ocasião em que ela chorou enlouquecidamente, mais ou menos aos quatro meses de idade. Eram cólicas, ela se remexia toda, não encontrava posição. Tentei colocá-la no banho, para acalmá-la, e nada, nadinha. Como não tinha sofrido muito com choros de bebê, fiquei bem preocupada e acabei ligando para a pediatra. Não era nada de grave, e uma bolsinha térmica com água quente ajudou bastante a relaxá-la.

Lembro ainda que, depois disso, aos onze meses, Luisa prendeu o pé na porta do elevador do prédio onde a gente morava. Foi uma confusão tremenda porque ela levou um susto enorme, eu e meu marido também, claro, e todos começamos a chorar, a gritar, sem saber o que de fato tinha acontecido com o pezinho dela, coberto de sangue e graxa do elevador misturados. Enrolamos, então, uma toalha no pé de Luisa e fomos para o hospital, apavorados. Depois de limpar o pé dela, os médicos viram que o acidente não tinha atingido nenhuma área preocupante, como os ossos. Foi um alívio!

Ser mãe e pai é estar preparado para não ter medo de sangue, porque uma hora, mais dia, menos dia, você vai ter que encarar um machucado do seu filho.

Chupeta

Ser mãe é fazer escolhas o tempo todo, como já disse. Um dilema que vai bater à sua porta logo nos primeiros dias depois do nascimento do bebê é dar ou não chupeta. Sou a favor das chupetas, dei-as para os meus dois filhos e não me arrependo. Apesar de saber que tem gente contra, acho uma maravilha para acalmar o bebê — não é à toa que em inglês seu nome é *pacifier*, ou seja, um pacificador! Sou #timedachupeta.

> A pediatra Danielle Lopes defende o uso da chupeta, mas diz que há, sim, o risco de o hábito alterar o desenvolvimento do osso do palato (o céu da boca), o que pode deixar a criança dentuça. Para evitar o problema, ela informa que os odontopediatras ressaltam que é preciso tirá-la até os dois anos de idade, no máximo.

Meus filhos usaram chupeta, mas não deixei que ficassem com ela na boca o dia inteiro. Em casa, ela sempre foi sinônimo de hora de dormir, de embalo para o sono, de

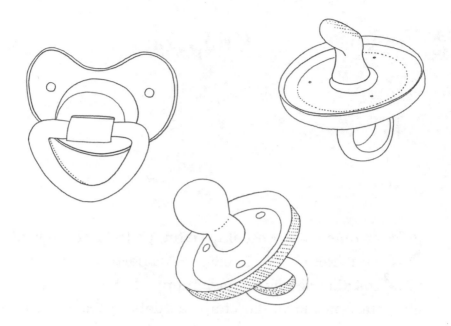

acalanto. Uma boa companhia para os dias em que eles estavam mais chatinhos ou tinham uma febrinha, em que os dentes estavam nascendo. Um carinho depois de uma queda ou de um machucado. Sempre tirava a chupeta dos meus filhos assim que saíam do berço. E também não os deixava usá-la em passeios no carrinho, em brincadeiras ou até vendo televisão. Meu conselho é que a chupeta seja usada com moderação.

Usando-a com moderação, muito provavelmente não será difícil retirá-la na hora certa. Como se faz no desfralde, a dica é não titubear ao decidir tirá-la de vez da vida da criança. Com meus filhos, fui diminuindo aos poucos a quantidade de chupetas que eles tinham à disposição, até que restasse só uma — já vi crianças enjoarem da chupeta velha e largá-la. Trocamos, então, essa única chupeta por um presente. E deu certo.

Essa é apenas uma das táticas para afastar seus filhos desse pacificador. Há muitas outras, e o ideal é escolher a mais adequada para sua família. Minha única observação é: não desista no meio do caminho. Com jeito e paciência, o desapego da chupeta tem tudo para não se transformar num drama. Ele pode demorar um pouco mais para algumas crianças, dar uma certa dor de cabeça para os pais, mas eu ainda acho que vale apostar nessa aliada. #timedachupeta

Massagem

Na minha opinião, fazer massagens no bebê é tão importante para melhorar o contato da mãe e do pai com o filho que deveria ser receitado em todos os consultórios de pediatria. Se mães e pais dedicassem pelo menos vinte minutos diários para massagear os filhos no primeiro ano deles, tenho certeza de que a vida de todos seria bem melhor. As crianças entenderiam mais o próprio corpo, teriam mais capacidade de relaxar e ainda mais cumplicidade com seus pais.

A massagem para bebês mais conhecida e propagada é a shantala, que tem origem na tradição indiana de cuidar de crianças. É uma técnica descoberta pelo famoso médico francês Frédérick Leboyer na Índia, nos anos 1970. Há muitos cursos de shantala para grávidas e pais recentes. O ideal é treinar com o seu filho já nascido. Recomenda-se começar a massagem depois do primeiro mês de vida, quando o bebê já está mais encorpado e durinho. Eu não fiz um curso presencial, mas segui um vídeo que mostrava o passo a passo da massagem. E há também o livro do próprio Leboyer sobre a técnica.

Não é difícil. Eu, por exemplo, fazia shantala na Luisa até mesmo numa troca de fraldas. Aproveitava que ela estava deitada para massagear seus bracinhos ou perninhas. Mas às vezes também fazia a série inteira, sem me preocupar com o tempo, no ritmo dela e no meu. Eu a colocava no chão do quarto, sobre o trocador, ou em cima da minha cama. Para relaxar ainda mais, punha uma musiquinha tranquila. E para que a mão deslizasse bem, usava óleos específicos para a pele do bebê. O mais importante é se conectar com seu filho, entregando-se àquele momento e aproveitando para olhar bem nos olhos dele. A cumplicidade será linda, garanto.

Além disso, a shantala é uma aliada incrível do sono do bebê. Pode ser feita à noite, depois da última mamada do dia. Você pode, por exemplo, amamentar seu filho, massageá-lo, dar o banho e, finalmente, dar mais um pouquinho de peito para deixá-lo pronto para ter um sono incrivelmente relaxado.

Aprendendo a lidar com nojeiras

Antes de ter filho, a gente costuma ter nojinho de tudo, não é? 💩 Daí, quando nos tornamos pais, temos de aprender a lidar com cocô mole, cocô duro, xixi, muito xixi, vômito, regurgitação de leite, meleca verde, meleca amarelada, catarro... E a coisa mais fantástica, animal mesmo, é que simplesmente perdemos o nojo. 😖 Não tem mais frescura. Limpamos na boa. Não quer dizer que a gente passe a gostar dessas nojeiras, mas não há nenhuma resistência quando elas vêm do nosso filho. Muito bizarro, mas pura verdade. É muito amor.

Até o segundo ou terceiro mês de vida dos meus bebês, na troca de fralda, eu os limpava com algodão e água. Água da torneira mesmo. Como meu mantra era ser prática, não achava necessário ferver a água e colocá-la na garrafa térmica, como muita gente faz para mantê-la morna. E meus filhos nunca choraram por isso. Se a sujeira fosse daquelas bem imundas, tipo cocô que até vaza da fralda, eu lhes dava um banho rápido, para limpá-los e refrescá-los — moro no Rio de Janeiro e, como sempre faz muito calor, banho nunca é demais.

Depois desse período inicial, passei a usar lenços umedecidos apenas com soro fisiológico, sem cheiro e sem nenhuma química. Eles são muito práticos e podem ser usados para limpar tudo: bumbum, nariz, ouvido, rosto. Os lenços umedecidos mais comuns, em geral, têm cheiro forte e muita química. Vale mais a pena limpar o bebê com algodão e água.

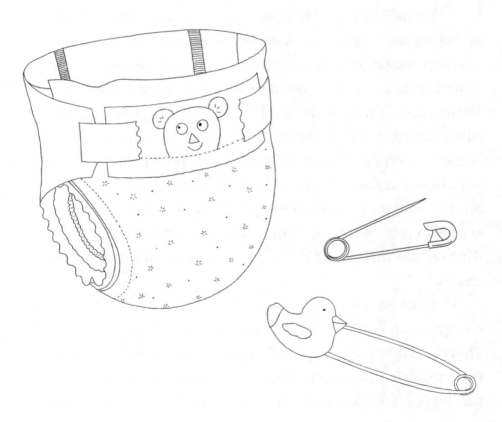

Fim da tralha na bolsa

Nada como a experiência para nos tornarmos pais mais seguros. A gente vai notando essa mudança nos pequenos detalhes, por exemplo, observando as coisas que carregamos na bolsa do bebê. Assim que a criança nasce, nas primeiras saídas, parece que vamos tirar férias e viajar para o exterior de tanta coisa que levamos. Um monte de fraldas, manta, paninhos, saquinhos para guardar fralda suja (como aqueles usados para colocar cocô de cachorro), o trocador portátil (que deve ser colocado sobre o lugar onde você vai trocá-lo), roupa de frio, roupa de calor, lenço para limpeza, mil chupetas, remédio para febre, termômetro, mamadeiras, brinquedinhos. Eu morria de dor nas costas com o peso da tralha toda.

Depois, com o tempo, vamos aprendendo o que é útil e o que não é, e a bolsa vai ficando mais leve. Até que chega o dia em que sua única preocupação é levar uma fralda extra, lenços umedecidos (ou algodão com água) e um frasco de álcool gel, para fazer a faxina geral — o que é mais fácil de acontecer no caso do segundo filho e se você mora numa cidade calorenta. Se a roupa molhou, vai secar! E se alguma coisa acabar, é só correr até a farmácia mais próxima.

Acordando cedo

Sair da cama nunca foi muito fácil para mim. Minha vida toda tive um sério problema em acordar cedo! Nossa, sempre foi um pesadelo ouvir o despertador tocar e ter de levantar para ir à escola, quando era criança, ou para o trabalho, já mais velha. Evitava ao máximo marcar qualquer tipo de compromisso de manhã cedo e vivia repetindo a frase: "Não funciono de manhã!". 💤

Por isso, um dos meus maiores temores na gravidez era pensar como lidaria com essa dificuldade diante de um bebezinho querendo mamar logo cedo. Ou melhor, *precisando* mamar bem cedinho, muitas vezes de madrugada. Mas eis que o instinto de mãe falou mais alto e passei a pular da cama sem preguiça, hesitação ou sofrimento. Meu amor pelos meus filhos e o poder da maternidade me transformaram de uma forma inexplicável.

Atualmente quase não me lembro de que um dia fui inimiga do despertador. Não troco por nada o prazer de acordar cedo para dar o café da manhã para as crianças ou levá-las à escola. Faço o que tiver de fazer, até mesmo uma trança caprichada no cabelo da Luisa às 6h30, para ela ir mais feliz para a aula. Nos fins de semana, sem o compromisso de levar as crianças à escola, às vezes, eu e meu marido conseguimos dormir até mais tarde. Mas, para isso, precisamos contar com uma ajudante ou alguma avó que esteja por perto. E nesses dias que a gente consegue descansar um pouco mais, é uma maravilha!

E o casamento depois dos filhos?

Abracei tão forte a maternidade da Luisa que quase me esqueci de que também era uma mulher casada. Só vivia para ela, só pensava nela. Ser mãe era a realização do meu sonho de menina. Foi uma entrega total, um mergulho profundo. Meu marido nunca reclamou e ainda embarcou comigo nessa viagem. Fizemos tudo juntos. Como eu, ele também conseguiu ficar em casa cuidando da bebê, sem precisar correr para o trabalho depois da licença-paternidade.

Já ouvi dizer que, muitas vezes, o homem morre de ciúme do bebê, e o casamento "dá ruim". Há mil histórias de casais que não aguentam a barra do primeiro ano do filho, a trabalheira toda e a responsabilidade grande, e acabam se separando antes mesmo do primeiro aniversário do bebê. É barra-pesada mesmo. É um período muito complexo, cheio de altos e baixos, em que o amor e o companheirismo do casal é testado o tempo todo. Parceria é fundamental.

Entre nós houve muita paciência, sem cobranças absurdas. Sei que se passasse mais tempo tão obcecada pela minha filha — como fiquei até conseguir voltar ao trabalho, quando ela tinha um ano e meio — em algum momento a relação poderia naufragar. Hoje, como essa fase difícil ficou para trás, a gente consegue dar boas risadas.

Por essas e por muitas outras é que psicólogos, obstetras e até mesmo pediatras recomendam que, depois do nascimento do filho, o casal dê uma fugida pelo menos uma vez por semana, para lembrar que existe vida a dois. Não consegui assim de primeira, mas recomendo muito esse momento de respiro longe do bebê. Não é abandono, apenas uma saidinha, que pode ser um cinema, um jantar, alguma coisa que possa ser feita entre uma mamada e outra. O encontro a sós turbina a relação, e a criança aprende que existe vida longe da mãe e do pai. Bom para toda a família.

Aceite ajuda

A gente aprende errando, e meu grande erro de mãe novata, se tivesse de apontar apenas um, foi ter sido muito radical no primeiro ano da Luisa, principalmente nos primeiros meses. Fui radical com tudo, porque mergulhei de um jeito cego na maternidade — e isso, como tudo na vida, tem um lado bom e um lado ruim. O lado bom, claro, era o amor envolvido, a entrega e a possibilidade de vivenciar um sonho de forma intensa e integral. Isso, sem dúvida, foi fantástico. O lado ruim: ninguém deve ser tão inflexível.

Primeiro, aceite ajuda de quem estiver disponível. Delegar algumas tarefas não significa que você ame menos seu filho. Desde os primeiros momentos da Luisa, eu e meu marido dividimos tudo que se relacionava a ela: colocá-la para arrotar depois da mamada, esterilizar as mamadeiras, acordar no meio da noite, lavar as roupinhas dela. Tudo, absolutamente tudo, era feito por nós dois. E não precisa tanto. Eu poderia ter recorrido mais à minha mãe, que sempre esteve disponível e era (e continua sendo) o meu maior exemplo de boa mãe. Fico com dó ao lembrar que ela chegou a tirar férias para nos ajudar com a Luisa, e eu recusei. Poderia ter contratado uma baby-sitter para saidinhas a dois ou até um cineminha. Não fiz isso. Nos primeiros meses da Luisa, eu morava num apartamento e não descia para nada, só para passear com ela e pegar um solzinho. Caminhar sozinha? Um passeio com meu marido? Jamais. 😞

Por isso, tentei fazer tudo diferente quando chegou a vez do Bento. Burrice é não reconhecer os erros. Ainda mais depois de ter sofrido tanto para me afastar um pouco da Luisa e olhar de novo para mim. Com o segundo filho, fui muito mais cool, muito mais tranquila, como vou contar mais adiante. E, sobretudo, aceitei ajuda — o que não diminuiu nem um pouco meu poder materno nem o amor dos meus filhos por mim.

Alimentação dos pequenos

Sou daquelas mães que sempre sonharam que os filhos comessem de tudo, em qualquer lugar e sem frescuras. Sou ótima de boca e gostaria que eles também fossem. Por isso, me esforcei ao máximo desde que a Luisa saiu do peito e começou a experimentar frutinhas e papinhas. Fiz tudo como manda o figurino e, até agora, posso falar que tem dado certo.

Primeiro, é fundamental ter paciência para ir introduzindo frutas e legumes aos poucos, de modo que a criança consiga diferenciar sabores e não ache que tudo vem misturado. A comida tem que ser saborosa. Não um grude, principalmente quando for uma papinha. As minhas eram tão gostosas que, quando sobrava, eu comia tudo. Fiquei até mais rechonchuda na época, até porque a Luisa não é de comer muito. Se sobrasse, eu comia.

Depois, já na hora da comidinha propriamente dita, os pratos eram bem coloridos. Sempre fizemos questão de comer com eles, mostrando a variedade de cores no nosso prato, os diferentes legumes e verduras. Já vi muita gente que reclama que o filho não come verduras, mas não engole uma folha de alface ou um tomate. Assim fica muito difícil, porque exemplo é fundamental. Se você pretende que seu menino ou menina se alimente de forma saudável, tem que encarar uma saladona mesmo. É bem por aí. A gente é responsável pelos hábitos alimentares dos filhos, e mudá-los depois que eles crescem é muito mais difícil.

Quando comemos fora, outra coisa que faço é evitar que eles só comam aqueles pratinhos de criança — pratos prontos com porções menores, já fixas. Temos de oferecer e incentivá-los a provar pratos diferentes, para não corrermos o risco de só comerem macarrãozinho ou bife com batata frita. Aqui em casa temos uma regra básica: não pode dizer que não gosta se não provou. Pode até vir a não gostar mesmo, mas tem que experimentar.

Com a Luisa, fui bem radical em relação aos doces, e ela só foi prová-los depois dos dois anos. Mas aí veio o segundo filho e já não consegui ser tão rígida: Bento caiu de boca nos doces logo depois que fez um ano. E aí criei outra regra: algumas coisinhas gostosas, tipo biscoito recheado e brigadeiro, são liberadas nos fins de semana. Nas festinhas também abro exceção. No mundo real, nem sempre dá para radicalizar.

Viajando sem filhos

Fiquei tão imersa na vida de mãe que, quando a Luisa tinha dez meses e já comia comidinha, minha mãe decretou que eu deveria fazer uma viagem com o meu marido. Seria bom para mim, para ele e para a Luisa. Foi um dilema, mas aceitei. Organizamos tudo para passar uma semana em Nova York.

Malas prontas, partimos, e a filhota ficou com a supervovó. Ela estava em ótimas mãos, eu tinha certeza, mas nem assim deixei de sofrer. Era como se tivessem tirado uma parte do meu corpo. Desembarquei do avião já sofrendo. Fiquei tentando trabalhar a minha mente para me distrair, abstrair. Foi tudo muito difícil e doloroso, pelo que me lembro. Tudo que eu via, cada cantinho, me lembrava a Luisa. Queria comprar tudo, só pensava nela. Muita maluquice.

Telefonei várias vezes ao dia para saber como ela estava. Foi preciso que a minha sábia mãe estipulasse um número de ligações diárias, senão eu telefonaria de hora em hora! Mas sabem qual foi o meu maior erro? No auge da viagem, decidi fazer uma ligação em vídeo, via computador, para vê-la. Foi horrível ver meu bebê ali do outro lado da tela e não poder pegá-la, dar um abraço nela, sentir seu cheirinho. E, pior, para ela também não foi bom, não. Luisa esticava os bracinhos para mim e falava: "Mama! Mama!". Que aperto no coração, quase morri de chorar!

Se a criança não possui noção do tempo, eu tinha muita. Para mim aqueles dias foram uma eternidade. Quando voltei, Luisa não queria mais mamar no meu peito. Parecia que estava me punindo (pelo menos foi o que eu senti). Ela tinha conhecido as delícias da casa da vovó e o peito já não era tão atrativo.

Nas viagens seguintes — pouquíssimas sem ela —, aprendi que eles suportam viver sem a gente por um tempo. 😂 E, obviamente, depois vamos nos acostumando também. Mas a primeira vez é dureza. A sensação é de coração partido. Nas próximas vezes, você sofre também, mas vai melhorando. Depois dessa primeira viagem, eu e meu marido passamos a dar uma fugida romântica pelo menos uma vez por ano. E é sempre uma delícia, apesar da saudade dos pequenos. 🖤

Terapia de mãe

Tive de assumir para mim mesma que não estava sendo saudável ser tão grudada na minha filha, só pensar nela, só viver para ela, para que eu começasse a me afastar. Na época, a situação estava tão crítica que eu chegava a ter sensações esquisitas no corpo — pressão baixa, mal-estar — quando a Luisa estava num ambiente que eu não conhecia bem. Se por acaso ela fosse à casa de alguém sem mim, eu ficava pensando o tempo todo se lá havia grade, se era um lugar seguro... Uma coisa muito chata e que eu não conseguia controlar.

O primeiro passo para a cura foi colocá-la numa creche-escola, onde ela passava algumas poucas horas por semana. No começo, eu ficava vagando pelo quarteirão, sem saber o que fazer, porque parecia que estava faltando algo.

O segundo passo foi procurar ajuda psicológica. Incentivada pela minha mãe, comecei a fazer terapia, o que foi fundamental para o meu "desmame" da Luisa. No começo, eu ia três vezes por semana, dado meu grau de dependência da minha filha.

Vi que estava me curando quando finalmente aceitei o primeiro trabalho na TV depois do parto. Luisa já tinha um ano e meio e eu realmente precisava voltar a pensar na minha carreira, em tudo que havia construído como atriz. Confesso que, no primeiro momento, até titubeei, cheguei mesmo a pensar em recusar o trabalho. Achava que estaria distante em momentos preciosos, como vê-la falando uma nova palavra. Pensei, pensei, minha família me empurrou, e aceitei. Aliás, participar de uma minissérie — que não demanda tanto investimento de tempo como uma novela — foi a melhor coisa que poderia ter me acontecido. Eu me reencontrei como mulher e profissional. Entendi que havia chegado o momento de a Luisa sentir na pele que eu era, e sou, alguém, além de mãe dela, que também tinha, e tenho, outros interesses.

Pode parecer meio básico, mas uma criança precisa entender que os pais saem de casa e que depois voltam. É uma dinâmica necessária tanto para a criança quanto para a mãe e o pai. Percebi, com a ajuda da terapia, que seria fundamental retomar minhas outras vidas porque a partir dali, cada vez mais, sufocaria a Luisa com tanto amor e dedicação. Um respiro para mim e para ela se fazia necessário. E o trabalho foi o motor para isso.

Não foi fácil, sofri demais. E nos momentos de maior sofrimento, prometi a mim mesma que não seria mais tão radical com o meu próximo filho. E não fui.

Criando com simplicidade

Apesar do meu grude na Luisa, em outra esfera, sempre tentei criar minha filha, e depois meu filho, da forma mais simples possível. Quer dizer, tentei e continuo tentando deixar de lado complicações ou invencionices que, em geral, só requerem mais tempo e energia no dia a dia com a criança pequena. Descobri, na prática, que é possível escolher um caminho mais simples, que facilite a vida dos pais e não prejudique em nada a criança. Pelo menos foi o que percebi com as minhas crias. É claro que se você tem muita ajuda ou percebe que em alguns casos o bebê fica mais feliz com certas frescurinhas, vá em frente e faça do seu jeito.

Tornar a vida mais prática e simples não significa negar carinho ou amor. Esse meu caminho deu certo e recomendo para quem estiver a fim de testar a busca pela simplicidade. Você se lembra da imagem do HD zerado de que já falei aqui? Pois é, acho que a criança vem zerada, sem saber nada desta vida, então, cabe aos pais tentar apresentar a ela uma vida mais simples, mais natural.

A seguir apresento alguns exemplos de descomplicações do meu cotidiano de mãe.

ALIMENTOS NA TEMPERATURA AMBIENTE

Eu não esquentava muito a comida nem a mamadeira da Luisa (e depois também do Bento), sempre deixei tudo em temperatura ambiente. Com isso, ela não se acostumou a comer comida quente e não reclamava ou estranhava quando tinha de comer em qualquer lugar. Tenho uma amiga que já precisou parar num posto de gasolina no meio da estrada para procurar um micro-ondas, senão a filha não tomava a mamadeira.

PAPINHAS PRONTAS

Eu os acostumei a comer papinhas prontas. Depois de já terem começado a comer frutas e papinhas feitas por mim, de vez em quando eu dava uma papinha pronta para eles em casa mesmo, para descobrir se iriam ou não gostar. Assim, numa urgência, tipo uma saída repentina, eu já saberia que papinha comprar. Com isso, também teriam opções durante viagens, que para mim sempre foram fundamentais.

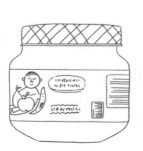
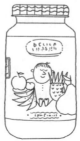
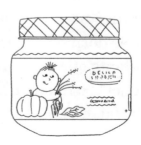

NÃO OFEREÇA A OPÇÃO DO NÃO
Alguém me deu essa dica, de que gosto muito. Sempre procuro oferecer duas opções para a Luisa e o Bento. Por exemplo: "Você quer comer cenoura ou brócolis?", "Quer tomar banho no seu banheiro ou no meu?". Assim, eles não têm a opção de responder que não querem comer legumes ou tomar banho. Precisam escolher uma delas.

FALE NORMALMENTE E COM SINCERIDADE
Gosto de conversar com meus filhos de igual para igual, sem fazer voz de criança. Foi assim com a Luisa, desde bem pequenina, e com o Bento. Também sempre procuro falar a verdade e responder a todas as perguntas de forma clara e sincera. E respeito a idade deles para tratar de determinados assuntos. Se percebo que ainda não é hora de falar sobre algo, digo: "Não acho que está no momento de falar sobre isso. Quando você crescer, eu explico". Em geral, eles ficam satisfeitos. E assim a gente vai conquistando uma relação de cumplicidade e confiança com os filhos.

APRENDENDO A LIDAR COM BARULHOS
Aqui em casa a lei do silêncio só valia depois de escurecer. Nunca tivemos a paranoia de não fazer barulho para que as crianças dormissem. Uma casa tem um ritmo natural, e é importante que continue assim, para que o bebê aprenda a diferenciar o dia da noite e todos consigam viver normalmente, falando, cantando, escutando música, arrumando a

casa etc. Também não deixei de sair porque meus filhos não podiam dormir um pouco fora de casa. Cansei de dar uma volta com a Luisa dormindo e ir para restaurantes ou casas de amigos. Assim, ela aprendeu a dormir nos mais diferentes lugares. Claro que nunca fomos para o meio de um bloco de Carnaval na expectativa de que ela dormisse. 💤 Mas até um bar menos lotado encaramos com ela no carrinho. Com o Bento, fomos ainda menos preocupados com o barulho que o rondava. Segundo filho vive cercado da barulheira do irmão mais velho e, normalmente, acaba se acostumando. Bento foi e continua sendo um grande dorminhoco.

Da série fazer ou não fazer

A vida de pai e de mãe será eternamente recheada de dilemas do tipo fazer ou não fazer. São decisões que temos de tomar em todos os aspectos da vida, que vão surgindo à nossa frente e que — parece meio clichê — pavimentam nosso caminho como pais e a educação que pretendemos dar aos nossos filhos. São muitas decisões, o tempo todo. Já começa na gravidez: Fazer ou não exames mais invasivos para garantir a tranquilidade da mãe quanto à saúde do filho? Parto normal ou cesárea? Amamentar ou não? (Há mulheres que optam por não amamentar e, aparentemente, têm motivos para isso.) Nos primeiros dias, botar o bebê para dormir perto dos pais ou já colocar direto no quarto dele? Dar banho de banheira ou de chuveiro? Eu poderia escrever um livro inteiro só sobre os dilemas maternos e paternos, mas esse não é meu objetivo aqui.

A seguir apresento duas questões que podem afligir muitos pais e o modo como as resolvemos. São decisões pessoais, eu sei, mas acredito que dividir experiências pode ajudar.

FURAR OU NÃO A ORELHA?
Se antes muitas bebês já saíam da maternidade com a orelha furada (e brinco), hoje isso é quase impossível. As maternidades deixaram de oferecer esse serviço, porque há risco de infecção. Nas farmácias também já não furam mais, pois, para isso, é preciso um material muito específico, descartável, dificilmente encontrado. E há muita gente que defende que a própria criança deve ter o direito de escolher mais tarde se terá a orelha furada ou não. Aqui em casa, decidimos que furaríamos as orelhas da Luisa ainda bem pequena. Não víamos problema nenhum nisso. Então, apenas alguns dias depois de chegarmos da maternidade, contratamos uma enfermeira que veio em casa e furou as orelhas dela. Tudo rápido e simples. Sem choro ou reclamação. E, no nosso caso, sem grandes dilemas.

OPERAR OU NÃO A FIMOSE?
É uma cirurgia de retirada da pele que cobre a cabeça do pênis. Muitos bebês nascem com dificuldades de retrair essa pele — chamada prepúcio —, que deveria deslizar normalmente. Com o tempo e a ajuda de exercícios localizados, é possível que a situação se regularize até os três anos de idade. Apesar disso, em países como os Estados Unidos, muitos meninos fazem a operação ainda bem pequenos, porque, para os defensores desse procedimento, facilita a limpeza da região, evitando infecções. Nas culturas judaica e árabe, a retirada dessa pele tem caráter religioso e é cha-

mada de circuncisão. Ufa, quanta coisa! Isso tudo para dizer que não fizemos a operação de fimose no Bento até hoje e que, aparentemente, não há nenhuma indicação médica de que ele tenha que passar pelo procedimento.

A hora de tirar a fralda

Quando o assunto é a hora de tirar a fralda, minha experiência diz que ninguém precisa se afobar. Há uma época apropriada, e vocês, mães e pais, vão perceber se a criança já tem maturidade para tentar se livrar delas de vez. Em geral, os pediatras recomendam que isso seja feito depois dos dois anos de idade, mas tudo vai depender também de outros fatores. Eis algumas recomendações baseadas na minha experiência:

1 Fortaleça sua paciência, porque o processo pode demorar alguns dias. Se a criança perceber sua ansiedade, isso pode acabar atrasando ou complicando mais as coisas: ela pode começar a fazer xixi e cocô em lugares variados e até mesmo se recusar a fazer, prendendo principalmente o cocô.

2 O processo começa em casa. Melhor ainda num fim de semana sem muitos compromissos e passeios, que é para a sujeira ficar restrita ao lar.

3 Se possível, escolha a época mais quente do ano, quando a criança pode ficar pelada em casa ou com menos roupas. No inverno, você terá muito mais peças para lavar.

4 A escola e a creche são as grandes aliadas no processo, mas lembre que quem comanda tudo são os pais. Converse na escola antes de tomar sua decisão, para saber a opinião de quem também participa do dia a dia da criança.

5 Evite começar o processo em momentos de mudança ou até em dias mais turbulentos para a família. Se um irmão ou irmã estiver para chegar, vale a pena atrasar um pouco o processo porque, com certeza, o mais velho vai se sentir mais carente e acabar querendo chamar a atenção, fazendo xixi e cocô nos lugares mais improváveis.

6 E, de novo, muita paciência. Não brigue ou grite. Explique. E tente não voltar atrás depois de iniciar o processo de desfralde.

Conversa com as crianças

Sou a maior faladeira do mundo. Adoro papear, contar histórias. E comecei a conversar com os meus filhos quando ainda estavam na barriga. Conversava sobre tudo, contava as coisas mais banais do meu dia a dia, falava sobre a preparação do quarto deles, as roupas que escolhia, os encontros com a vovó. Falava também sobre o quanto eram esperados e já tão amados.

Foi assim na gravidez e foi assim depois de saírem da minha barriga. Luisa foi informada de tudo que estava acontecendo comigo e com ela desde sempre. Eu avisava que lhe daria de mamar, depois trocaria sua fralda, a colocaria para arrotar e levaria para passear. Ah, nos passeios eu também nunca fiquei calada. Ia mostrando tudo que estava à nossa volta. Falava dos passarinhos, das crianças brincando, das árvores, dos carros.

Até as minhas insatisfações sempre foram imediatamente relatadas. Quando ela fazia uma besteira, na hora, tentando não levantar a voz, eu pontuava o que estava errado — e é assim até hoje. É óbvio que nem sempre a coisa é tão fácil assim. Às vezes, ela está irritada, sem paciência, cansada ou chiliquenta; outras é o Bento que está num mau momento; outras ainda, sou eu que preciso de uma pausa. Tem dias que estou estressada com tantos afazeres. Nessas horas, o melhor a fazer é sair de cena, se afastar da confusão e não falar nada para não causar mais brigas, passando a bola para o pai, a avó ou até mesmo para uma ajudante.

Com o tempo, os temas das minhas conversas com a Luisa foram se sofisticando. Já houve vezes em que ela chegou da escola querendo falar sobre assuntos bem complexos, como bullying, feminismo, machismo, fofoca, amizade. Como já disse aqui, vou até onde acho que ela pode acompanhar. Não adianto fases, mas também não minto. Jamais.

Nossas melhores conversas costumam acontecer quando a levo ou busco na escola. Ela vem cheia de ideias, e essa é a hora de mergulharmos nos nossos papos deliciosos e reveladores. Nos dias em que está mais calada, eu tento puxar conversa fazendo perguntas mais elaboradas do que simplesmente "Como foi o seu dia?". Esta é uma boa dica: ao conversar com seu filho, procure puxar assuntos que você sabe que vão interessá-lo e fazer perguntas específicas a respeito do seu cotidiano, como querer saber de um trabalho escolar ou de uma aula que aconteceu naquele dia.

Dizem que meninos falam menos e não contam muito o que acontece com eles. Por enquanto, Bento ainda é muito pequeno, e nossas conversas não são muito longas. Agora é esperar para ver como será com ele! 😉

Malcriação e os famosos *terrible twos*

Até outro dia, quem me perguntasse sobre episódios de malcriação dos meus filhos iria deparar com uma mãe otimista (ou iludida?), que não tinha muito o que falar sobre o tema. Luisa passou praticamente ilesa pelos tão falados *terrible twos* — a fase que vai de cerca de um ano e meio a três anos de idade, que de tão complexa é chamada de adolescência da infância. Mas nada como o segundo filho para mostrar que cada criança é única e que sempre há novidades quando se trata da criação dos filhos.

Bento chegou aos dois anos com tudo! Como dizem por aí, chegou chegando! Dono de uma personalidade mais forte do que a da irmã (pelo menos até agora), veio para mostrar que tudo aquilo que eu li e ouvi sobre os "terríveis dois anos" é a mais pura e, às vezes, aterrorizante verdade. É aquele momento da vida em que você precisa se munir de toda a paciência do mundo, respirar e pensar que vai passar.

Nosso moleque de personalidade poderosa está tentando achar seu espaço no mundo e, ao mesmo tempo, chamar a atenção, dizer que está aqui, testar até onde pode chegar. Aprendeu a dizer não para tudo. Não importa o que seja perguntado ou dito, a primeira resposta é "não". Vamos sair? Não! Vamos tomar banho? Não! Quer tomar a mamadeira agora? Não. E tem mais: se joga no chão, ameaça bater, chora, berra. Mas o maior prazer dele é desafiar ordens, de preferência, minhas e do pai. Sabe muito bem que não pode ir a certos lugares, e não é que ele vai com a maior cara de pau, olhando para a gente com jeitinho de safado? Como, nessa fase, a esperteza também vai se revelando, ele já mostrou a que veio: faz as maiores besteiras e depois vem me abraçar, fazer carinho e me chamar de "mamãezinha"! É ou não é para tirar qualquer um do sério? 😠

Como já disse, é um teste de paciência. Minha dica é nunca gritar nem tampouco empregar violência, mas mostrar seu descontentamento com a situação. Eu coloco o Bento para pensar num "cantinho do pensamento" — sentado diante de uma parede vazia, sem nenhum atrativo — por poucos minutos. Falo firme, olho nos olhos. Ele não pode achar que o desrespeito a uma ordem, uma birra ou até mesmo um escândalo (tem horas em que se transformam em seres possuídos!) é algo normal. Minha dica é não naturalizar as pirraças do seu filho, senão quem vai sofrer lá na frente é você, sua família e a própria criança, porque num mundo normal não é possível viver sem limites.

Sim, estamos diante do bom e velho tema que vai fazer parte da vida dos pais pelo menos até os filhos serem maiores de idade e já não mais dependerem diretamente deles para viver: limites!

Adaptação à escola

Não é nem um pouco raro que a adaptação à escola seja mais sofrida para os pais do que para os filhos. E eu me incluo nesse grupo que sentiu uma culpa enorme (olha a bichinha aí de novo!) e até mesmo uma certa insegurança ao deixar um filho ainda pequeno na creche ou escola. Sofri muito com a primeira grande separação da Luisa. Com o Bento, fiquei de coração partido, mas sofri menos. A gente realmente vai ficando com a casca mais dura e encarando melhor a realidade.

Minha principal dica aqui é saber que muitas vezes a adaptação não é fácil mesmo. Se for o pai ou a mãe que têm temores ou inseguranças, o segredo é não passá-las para a criança. Se for o filho que está com medo e dengo, é melhor dar tempo ao tempo, mas também ouvir os conselhos da equipe da escola, certamente preparada para situações mais delicadas.

A Luisa, que tinha apenas nove meses quando entrou na escola, nunca reclamou de nada: adorava a professora, as brincadeiras e, principalmente, as aulas de música. Estresse zero. Depois, foi a vez do Bento, que fez sua estreia

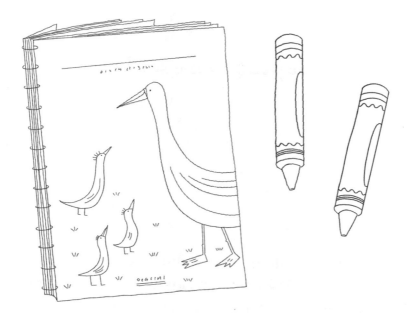

como estudante assim que fez um ano. De novo, tudo certo. Uma ou duas reclamações e só. E, de novo, meu coração ficou pequenininho, com a sensação de que tudo passa muito rápido.

Mas, exatamente um ano depois, tudo se modificou. Chegaram as primeiras férias grandes, a família ficou junta por mais de quarenta dias, viajando. O Bento e eu mais próximos do que nunca, grudadinhos mesmo. E aí, na volta à escola, deu ruim. Experimentamos todo o estresse que não havia surgido em momento algum do passado, talvez misturado com a fase complexa dos dois anos. Choro, escândalo na porta da sala, bracinhos tentando me alcançar, cara inchada de tantas lágrimas, soluços aos montes e aquele pedido de cortar o coração: "Mamãe, mamãe, vem!". Tive a sorte de estar sem trabalho na época e consegui fazer uma nova adaptação do Bento à escola. Sei que muitas mulheres e homens sofrem por não poder ficar tanto tempo nesse processo como eu pude.

Como nunca achei, e continuo achando, que não é nada saudável deixar a criança à força na escola, me dediquei extremamente à nova adaptação. Ficava perto da sala dele até que se sentisse seguro e, quando isso acontecia, eu continuava na escola, caso fosse necessário aparecer de novo. A situação foi melhorando a cada dia, até que de novo ele ficou bem sozinho. Foi uma fase de insegurança que passou logo. O tempo, acredito, se encarrega de ajustar tudo. 👌

Como escolher a escola

Minha mãe me ajudou muito a pensar em tudo que eu precisava levar em conta na hora de escolher a primeira escola-creche da Luisa. Ela também me ajudou a entender a importância do período de adaptação, mostrando que é justamente nele que saímos da teoria e vamos à prática. Ou seja, tudo que foi dito em reuniões ou conversas com a direção e os professores é testado no dia a dia da adaptação, quando é necessário observar se o cotidiano da escola nos agrada e se deixa o nosso filho feliz. Ter uma avó psicopedagoga é um luxo!

É importante estar muito seguro da sua escolha para deixar seu filho numa escola, e esse sentimento é fundamental para que a criança também se sinta confortável. A indicação de Heloisa Erlanger (minha mãe) é de que, no primeiro dia, os pais fiquem cerca de uma hora com os filhos em sua sala de aula (ou em algum lugar sugerido pela coordenação), para, dependendo da reação da criança, ir diminuindo esse tempo nos dias posteriores. Cada filho poderá ter uma reação diferente, porém, e é preciso respeitá-la. Listamos as orientações/ponderações da avó da Luisa e do Bento sobre como escolher a primeira escola-creche do seu filho no meu blog *Cheguei ao Mundo* e as reproduzo aqui.

- Qual é o projeto pedagógico? É importante que fique bem claro.
- Como é a equipe? Verifique a proporção entre adultos e crianças em cada sala.
- Como funcionam a adaptação, a rotina, os horários e as atividades?
- Como é o pátio? Os ambientes são seguros? Observe tomadas, portões, escadas e janelas.
- Como é a higiene do local? E a luminosidade? Observe os banheiros e a cozinha, principalmente. Note se a escola tem uma boa luminosidade, se é banhada pela luz do sol.
- Peça para ver o cardápio e pergunte como são preparados os alimentos.
- Confirme se a creche é associada à Associação Brasileira de Educação Infantil (Asbrei) e se está com as licenças de funcionamento em dia.

Medos

Não tenho estatísticas científicas, mas as conversas com as amigas no dia a dia comprovam: se tornar mãe é virar um ser medroso. Sou a melhor comprovação dessa tese, aliás. Um ser medroso para todos os medos, entendam bem! E o mais bizarro é que, no meu caso, sempre fui destemida, aventureira, não tinha nenhuma sombra de medo. 💪 Pulei de bungee jump mais de uma vez, voei de asa-delta, saltei de paraquedas, tinha verdadeira fascinação por montanha-russa. E aí virei mãe e tudo mudou. Não sei o que aconteceu, mas foi como se tivesse virado uma chave dentro de mim me transformando na maior medrosa do mundo. Não quero mais saber de aventuras perigosas ou qualquer outro tipo de desafio. Agora tenho pânico até de andar de avião! Virou um pesadelo. Passo o voo todo tensa. Fico pensando que o avião não pode cair, que não posso faltar na vida dos meus filhos.

A isso junta-se o medo que passamos a ter de que algo aconteça com eles. Socorro, que sensação ruim! Que medo enorme! São as angústias que rondam os pensamentos das mães: pavor de uma doença mais grave, de acidente, da maldade dos outros. Em contrapartida, sou daquelas mães que fazem um grande esforço para que o medo não paralise nem afete a vida dos filhos. É necessário mesmo deixar as angústias e os temores de lado para que eles possam viver suas vidas e passar por experiências plenas. O que não quer dizer que não evito que corram riscos óbvios.

Tento não atrapalhar as lindas memórias que a Luisa e o Bento possam ter da infância por angústia ou precaução demais. Outro dia, Luisa foi convidada para uma festa numa casa dentro de um condomínio. A proposta era que a criançada brincasse na rua. Sabia que lá circulavam automóveis e, obviamente, me deu um frio na barriga pensar que ela podia não ver um deles vindo e sofrer um acidente. O que fazer então? Não deixá-la ir à festa e privá-la dessa experiência com os amigos, que, além de tudo, provavelmente a deixaria mais esperta e atenta com a própria segurança? Privá-la de viver algo que nunca tinha experimentado e de que poderia se lembrar para sempre? Pois eu conversei bastante com ela sobre os riscos e as minhas inseguranças, a deixei na festa e fui embora com o coração na mão. E no fim deu tudo certo. Ela se divertiu à beça, voltou eufórica de ter feito coisas que nunca tinha feito. Deu gosto ver a alegria estampada no seu rosto.

Natação

Entre as mil paranoias, medos e angústias que tive, uma, com certeza, dizia respeito aos perigos do mar e da piscina. Por isso, ainda bebezinha a Luisa começou a fazer aulas de natação. E nunca mais parou. Hoje, anos depois, ela nada como um peixinho. A escolha de colocar o filho numa escola de natação pode variar de família para família. Depende de onde se mora — quem vive no litoral e frequenta mais a praia em geral tem mais preocupações com o mar do que quem mora na serra, por exemplo —, da disponibilidade dos envolvidos, além, obviamente, das condições financeiras da família.

Acho importante colocar a criança desde bem novinha nas aulas de natação por vários motivos: é um esporte que mexe com o corpo todo, melhora a respiração e também contribui para que a criança aprenda a se proteger, a cuidar de si mesma. Mas, antes de mais nada, é necessário checar com o pediatra se a natação é recomendável para o seu filho. Apesar de ser um esporte conhecido por trazer muitos benefícios para a saúde, para algumas crianças pode ser o inverso, sobretudo para quem tem alergias ou problemas de pele. Nada melhor do que ter essa garantia antes de matriculá-lo.

A Luisa começou a ter aulas quando tinha cerca de seis meses, e foi uma delícia, porque eu entrava na piscina com ela. Era uma aula em dupla, do bebê com a mãe. A cada dia acontecia uma nova descoberta, uma sensação inédita ao mergulhar na água. Depois, com o tempo, a Luisa acabou pedindo que eu a deixasse sozinha com a professora na água. E aí passei a ser mera espectadora.

Mesmo com a Luisa fazendo as aulas não fiquei imune ao medo. Um dia, quando tinha uns dois anos, ela me deu um tremendo susto. Estávamos na borda da piscina, antes da aula, Luisa já preparada para entrar, de maiô e touca, eu de roupa normal. Ela foi se afastando, andando, andando até chegar ao outro lado da piscina, bem distante de mim. Fiquei de olho, avisei que ainda não era a hora da aula e que ela não podia mergulhar na piscina. Nunca imaginei que ela me desobedeceria. Pois não é que ela me deu um sorriso maroto e pulou na água? Sem medo nenhum, simplesmente pulou dentro da piscina. ☹ E foi afundando, afundando, porque, àquela altura, ela fazia as aulas, mas ainda estava longe de nadar com perfeição. Não pensei duas vezes: pulei imediatamente na água, de roupa e tudo, e a puxei lá do fundo. Hoje, já consigo contar essa história, na hora, contudo, foi uma situação DESESPERADORA. Molhei tudo: calça jeans, blusa, tênis e até o celular, que estava no meu bolso. E ela, com a cara mais normal do mundo, só me disse: "Mamãe, você pulou de roupa! Que maluca!". 🤣 Só rindo mesmo.

A natação é muito importante. Quem tem criança pequena deve ficar muito atento com piscinas. Aqui em casa temos tela de proteção na piscina e sempre que vamos a algum lugar que também tenha piscina ficamos em estado total de alerta. Como aconteceu comigo, nossos pequenos podem se jogar na água com tudo, sem medo nenhum!

Atividades extras
para as crianças

Sou da opinião de que atividades extras podem ser bem interessantes tanto para as crianças como para seus pais. Tento ter bom senso, contudo, na hora de escolhê-las para os meus filhos. Não quero que eles tenham agenda de executivo. Para mim, é importante que também fiquem livres para brincar durante a semana e, não custa frisar, continuem a ser crianças! Minhas escolhas procuram levar em conta a fase da vida e as preferências deles, mas também as necessidades da casa e as minhas e de meu marido. Acho fundamental que a criança faça pelo menos um esporte e, se for possível, também tenha a chance de uma experiência artística, como aulas de música ou dança. A dinâmica da família, seu modo de encarar a vida, os recursos financeiros e a disponibilidade de tempo costumam ditar as escolhas.

Se houver essa possibilidade, uma boa opção são as atividades extracurriculares oferecidas pelas escolas. Elas estendem o tempo da criança fora de casa e se dão num ambiente já conhecido por ela. Há muitos pais que preferem esse esquema porque não precisam contratar alguém para ficar com a criança em casa se trabalharem fora ou tiverem de se ausentar. No meu caso, optei por colocar a Luisa nas atividades extras da escola quando o Bento nasceu, para garantir um momento de exclusividade com meu filho mais novo.

Brincadeiras de férias

Modéstia à parte, sou uma ótima inventora de brincadeiras de férias. Como não tenho preguiça de brincar com meus filhos, adoro bolar ideias do que podemos fazer juntos, de preferência ao ar livre e longe de qualquer tipo de eletrônico. Listo aqui algumas das brincadeiras divertidas que já fiz com as crianças, para ocupá-las nas horas livres, sem precisar inventar programas fora. Usando a criatividade, vocês se divertem juntos e gastam muito menos dinheiro.

- Se você tem quintal, compre uma lona bem grande para jogar na grama, ligue a mangueira e arme uma grande festa. Vai ser uma delícia escorregar na lona molhada, pode acreditar. Vale ainda comprar brinquedinhos que espirram água para incrementar a bagunça. Diversão garantida e um refresco no verão.
- Se morar em apartamento, você pode montar um ateliê de pintura em algum cômodo ou na varanda, se houver. Colocava um cavalete com tela e muitas tintas na

varanda do apartamento onde morávamos quando a Luisa era pequena. Estendia antes um plástico no chão para evitar a sujeira. Fazíamos pinturas livres, mas eu também propunha alguns temas a partir da obra de pintores famosos. Já fizemos criações inspiradas em quadros de Picasso e Miró. Depois, organizávamos exposições, com convite e tudo mais, para a família. Garanto que será incrível arrumar os quadros na sala como numa galeria de arte e ainda servir um coquetel (um lanchinho!), envolvendo as crianças em todas as etapas da brincadeira.

- Culinária também faz parte das nossas atividades de férias. Escolhemos receitas fáceis, que não deem muito trabalho para as crianças. Pizza, por exemplo, é uma ótima pedida, por ser rápida e simples de fazer. Separamos os ingredientes e fazemos tudo juntos. Ah, aproveito ainda para ensiná-los a arrumar a cozinha depois de terminado o prato. Temos até uma música para a hora da arrumação, para incentivá-los a deixar tudo no lugar.

- Brincar de jardinagem funciona tanto para quem mora em casa como em apartamento. Se não tiver o material necessário em casa, há vários lugares que vendem vasos pequenos, mudas de plantas, terra apropriada e até adubos. Vale o investimento. Para não sujar muito a casa, coloque tudo em cima de um grande plástico e mãos à obra! Aproveite para dar às crianças a responsabilidade de molhar os vasos com os arranjos de plantas criados por vocês. Conforme as mudas forem crescendo, garanto que elas vão se envolver mais e mais.

- As férias escolares também podem ser uma ótima oportunidade de treinar as crianças nos afazeres da casa, como: arrumar a própria cama, colocar e tirar a mesa para as refeições, lavar a louça (se forem muito pequenos, evitar peças de vidro ou cerâmica) ou colocá-la na lava-louça, estender ou tirar a roupa do varal, varrer o quintal e molhar as plantas. É um exercício de autonomia, em geral, eles adoram e, com certeza, vai ajudá-los a serem pessoas mais bacanas.

Formando leitores

Uma das minhas ambições como mãe é a de que meus filhos sejam leitores. Leitores de verdade, pessoas cuja vida é embalada pelos livros. Não é uma tarefa fácil neste mundo tão cheio de estímulos — sobretudo, eletrônicos —, mas desde que nasceram procuro cultivar o hábito da leitura e tem dado certo.

Os livros entraram na vida da Luisa quando ela era um bebê. No começo, oferecia a ela publicações mais lúdicas, com as quais ela adorava interagir: livros de que saem sons (de animais, por exemplo) quando você aperta um botão, com janelas que abrem e fecham, com texturas variadas, de banho. Amamos esses livrinhos de plástico que tornam ainda mais divertido um banho mais longo. O Bento, por sinal, logo entrou nessa onda, curtindo o banho ainda mais.

Outro ritual aqui de casa é o da leitura antes de dormir. Escolhemos um livro — que pode ser de obras clássicas até as mais recentes —, lemos todos juntos, já na cama, antes de eles apagarem de vez. Eles se divertem muito, a gente fica grudadinho, e o sono vem muito mais tranquilo.

No dia a dia procuro mostrar aos meus filhos a importância de sermos menos consumistas, mas, no caso dos livros, compro sempre que pedem. Adoramos passear em livrarias — que cada vez são mais bacanas e espaçosas —, e deixo que eles escolham o livro que quiserem, dentro de um orçamento combinado antes. Adoramos também os livros que estimulam novas brincadeiras, como os de montar ou que ensinam a fazer dobraduras, ou origami.

A escola é uma ótima parceira no meu projeto de formar leitores para os dias de hoje e de amanhã: em dia de feira do livro, a Luisa sempre escolhe novos títulos e vem para casa toda feliz com suas aquisições. Ela também costuma frequentar a biblioteca da escola, onde há ainda mais opções. O bacana é que ela percebeu que, depois de lidos, é importante doá-los a quem precisa. E assim os livros vão entrando e saindo de casa, servindo aos nossos filhos e depois indo para outras mãos. É uma grande viagem para todas as idades.

Criança também pode ser solidária

Desde cedo incentivei a Luisa a não ser acumuladora. E depois o Bento também entrou nessa onda. É uma lição para a vida toda. O exercício do desapego acontece com tudo que eles têm de material, de brinquedos a roupas. Aproveitamos as épocas em que eles fatalmente vão ganhar mais presentes — aniversário, Dia das Crianças, Natal — e limpamos os armários, doando tudo que está sobrando ou não tem mais uso. Como virou uma prática da família, a própria Luisa já avisa quando acha que tem coisas para serem doadas.

Foi seguindo essa vibe que Luisa decidiu deixar o cabelo crescer para doá-lo à Fundação Laço Rosa (http://www.fundacaolacorosa.com/), que oferece perucas naturais para pacientes que sofrem de câncer. Ela assistiu a um programa de televisão que mostrava crianças que estavam deixando o cabelo crescer para depois doá-lo e decidiu fazer o mesmo. E só tinha sete anos na época. Durante cerca de um ano, não deixou que cortassem nada. Logo depois de fazer oito anos, estava pronta para cortá-lo e entregar dezessete centímetros de seu cabelo, que serviria de matéria-prima para uma peruca que deixaria outra criança feliz. A cabeleireira chegou a dizer que ela nem precisava cortar tanto, mas minha filha fez questão de cortar o máximo possível. Foi lindo ver seu empenho e seu foco para ajudar os outros. 😍

Meditação também serve para crianças

A vida corrida do que eu chamo de mulher-polvo — cheia de braços virtuais para fazer mil coisas ao mesmo tempo — é feita das inúmeras tarefas exigidas de uma mãe, mulher e profissional. Tanta correria acaba sendo sinônimo de estresse, e muitas vezes o corpo adoece. Eu andava assim, sempre me sentindo em dívida com tudo e cada vez mais cansada, até perceber que era hora de desacelerar. Decidi, então, fazer um curso de meditação. Fiz uma imersão de três dias e comecei a meditar sozinha, em casa ou em qualquer outro lugar. O mais importante, no meu caso, foi melhorar a respiração, porque, hoje eu sei, a ansiedade era tanta que eu nem conseguia respirar direito. Passei a focar mais na inspiração e na expiração, aprendendo a relaxar só com esses movimentos de colocar o ar para dentro e depois para fora.

Comecei a ensinar para a Luisa o que aprendi na meditação. No carro, principalmente na ida e na volta da escola, passamos a ficar um pouco em silêncio, contemplando a paisagem. Cinco minutinhos apenas, mas sentindo o ar entrando e saindo do corpo. Acho que é um bom começo para ela, que faz parte de uma geração ainda mais acelerada e conectada que a minha.

Luisa tem adorado nossos momentos de meditação. Apesar de ser faladeira como a mãe, já percebeu que a vida também precisa de momentos de calmaria. Não à toa pediu para fazer aulas de ioga. Com isso, sua concentração melhorou bastante, além de estarmos ainda mais em sintonia. Recomendo! 😉

Eletrônicos

Talvez o maior desafio dos pais de filhos nascidos a partir do ano 2000 seja lidar com um mundo cada vez mais conectado. Não é fácil dosar a interação das crianças com aparelhos eletrônicos, uma vez que nós mesmos estamos sempre agarrados em um. Que paradoxo! Para mim, essa é uma questão bem importante — não sei se é para todo mundo. Confesso que sofro com isso, penso muito e não tenho nenhuma solução mágica.

Procuro, da melhor maneira possível, limitar o tempo que meus filhos ficam colados em telas. Crianças não nascem automaticamente com bom senso e, se não estabelecermos regras claras, a coisa caminha mesmo para uma relação viciante. E sei o quanto é difícil pôr esses limites, porque o tempo que elas passam nos eletrônicos são momentos de sossego para os pais. Acho importante pensar que os eletrônicos fazem parte dessa geração, então não podemos excluir completamente da vida deles. É interessante limitar horários e tentar achar aplicativos e sites lúdicos e educativos (hoje há muitos jogos e desenhos bem bacanas). Tenho tentando usar o aparelho a meu favor, já que em muitos momentos ele é inevitável.

    A Luisa, por enquanto, não tem celular, tablet, nada disso. Quando quer usá-los por algum motivo especial que me convença, empresto os meus e ponto. E é assim com o Bento também. Não quero que eles cheguem ao restaurante e já peçam seus eletrônicos, embora, eventualmente, eu até possa emprestar meu celular para eles um pouco. Meu desejo é que eles aprendam a ficar à toa, a lidar com o tédio, que às vezes bate mesmo nas crianças. Acredito que elas precisam ter momentos sem fazer nada, mas nada mesmo, para ter um espaço de reflexão, para mergulhar em seus pensamentos, elaborar ideias.

    E cabe também aos pais dar o exemplo. Temos de saber que há situações, como um jantar em família ou na leitura de livros para eles, em que o celular deve ficar de preferência bem longe, sem som, para não nos distrair. É duro, né? Mas é necessário, vai por mim.

Festa infantil

Amo festa de criança. Gosto tanto que uma vez, já adulta, cheguei a comemorar um aniversário num bufê de festa infantil! Dificilmente eu perdia festa de filhos de amigos, muito antes mesmo de ter os meus. Adoro os brinquedos, os temas, os docinhos, a vibe boa desses festejos. Para completar, sempre fui uma disneymaníaca assumida: amo os personagens, os filmes de princesas, os parques temáticos. Sempre que posso viajo para a Flórida, para ir aos parques. Antes mesmo de a Luisa fazer um ano, eu e minha mãe a levamos à Disney!

Vocês podem imaginar, então, como esperei ansiosamente para bolar as primeiras festas da Luisa. Pensar em cada detalhe, nas cores, nos enfeites. Como amo receber amigos na minha casa, os festejos sempre foram aqui. É um jeito de comemorar mais próximo das festas da minha infância, com tudo preparado pela família e pelas pessoas próximas. Uma festa que envolve a criança desde o primeiro momento e dura bem mais do que as quatro horas

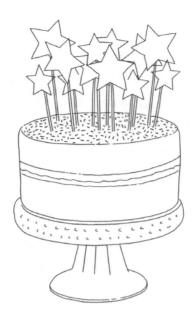

indicadas de praxe no convite. Tem muita coisa para organizar antes, e isso tudo já é uma festa. Eu amo!

Para completar o cenário, Luisa virou uma campeã de festas. Como eu já amava esses eventos e temos muitos amigos, desde que ela era bem pequena passamos a frequentar intensivamente comemorações de aniversário de criança. Tipo maratona mesmo, com mais de uma no mesmo fim de semana, às vezes duas no mesmo dia! E eu fui gostando cada vez mais, confesso. E a Luisa também. Quase nunca fico sentadinha na mesa, batendo papo com outros pais. Sou do tipo que tira os sapatos, brinca nos brinquedos, corre, aproveita mesmo. A D O R O!

E eis que, em 2015, surgiu na minha vida um trabalho que foi como um presente: o *Fazendo a Festa*, programa da TV por assinatura sobre festas infantis! Fui convidada para fazer o teste para apresentar o programa e, vou contar para você, tinha certeza de que seria escolhida, porque não conheço ninguém que goste mais de festas infantis do que eu. E não é que deu supercerto? E o programa ainda ganhou a Luisa como mascote. Ela ama e sempre que pode também participa. É trabalho, mas também puro divertimento.

    A equipe é sensacional, me envolvo em tudo e ainda curto cada criança como se fosse da família. A proposta é preparar festas inéditas a partir do sonho de uma criança — que é selecionada através de inscrições por vídeo. Tem

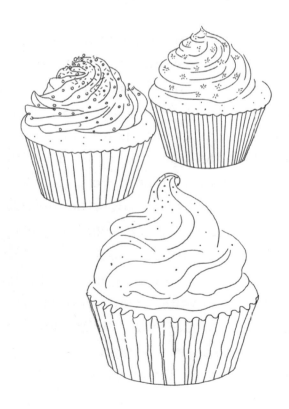

tudo a ver com o que eu penso de festas infantis: que elas só têm graça se a criança participa em tudo, escolhe o tema, prepara as lembrancinhas... O programa é inspirado nas festas caseiras do passado, nas quais a avó enrolava brigadeiro e a tia costurava a fantasia da criança. E no final não há nada mais lindo do que ver o sorriso do aniversariante diante da festa tão sonhada. Esse programa é pura alegria.

Minha dica: aproveitem mesmo todas as fases da criança, porque tudo passa muito rápido. Hoje a Luisa já não quer mais esse tipo de festa. O programa é sair com as amigas, ir ao cinema, comer um hambúrguer e está lindo. Por isso, coloquem a mão na massa nos primeiros aniversários porque logo, logo eles vão querer outros tipos de divertimento.

A hora certa de ter o segundo filho

Nem bem o primeiro filho nasce e você já começa a escutar piadinhas, comentários e até cobranças do tipo "Tem que engravidar de novo logo, para os filhos terem idades próximas", "Se demorar, eles não vão ser amigos", "Se adiar muito o segundo filho, os programas vão ser muito diferentes", "Você vai acabar criando dois filhos únicos", e por aí vai.

Abstraí total essa pressão exterior e passei a repetir para mim mesma que meu segundo filho viria quando, e se, eu quisesse. Afinal, quem sabe o melhor momento de ter um filho são os pais e ponto. Quem cuida depois somos nós. Por isso, a verdade é que não há regra. Cada caso é um caso, cada um sabe de si. E ter mais um filho é viver uma nova descoberta, independentemente da diferença de idade entre os irmãos.

Desfocamos do assunto e seguimos vivendo a nossa vida. Luisa foi crescendo, consegui desmamar dela, voltei ao trabalho, a fazer ginástica, resgatei minha vida social. Tudo na mais perfeita ordem, com eventuais desordens, como é uma vida normal em família. Até que a Luisa fez cinco anos e começou a pedir um irmão insistentemente. A gente perguntava o que ela queria de presente de aniversário ou Natal e só escutava: "Um irmão!".

Num primeiro momento, confesso, bateu uma certa preguicinha. Nada mais natural, afinal, a vida estava ajeitada, a Luisa já era mais autônoma e independente, não havia mais aquela trabalheira de bebê ou de criança nos primeiros anos de vida, da qual a gente não consegue desligar praticamente nunca. Entretanto, eu pensava cá comigo que o segundo eu tiraria de letra. Tudo seria mais fácil, e, sobretudo, eu saberia da importância de equilibrar minha energia e não ficaria louca querendo fazer tudo. Para completar o cenário, sempre tive a sensação de que a Luisa seria uma ótima irmã, me ajudando no que fosse necessário — o que foi comprovado na prática. Instinto de mãe não falha! 😉

Assumo que embarcamos no projeto do segundo filho sem a convicção que tivemos no primeiro, e também não acreditávamos que a gravidez, mais uma vez, seria imediata. E não é que foi? Levamos um susto ainda maior do que na gravidez da Luisa. Ela até chorou de emoção quando contamos a novidade. Melhor impossível. A família com a qual eu tanto sonhara ainda menina ficava cada dia mais real.

A segunda gravidez

Mãe de segunda viagem acha que já sabe tudo. Que nada. Cada filho é um filho, e a gente aprende isso já na gravidez. Pensava que estava escolada em gestação depois dos nove meses carregando a Luisa na barriga, até que veio a gravidez do Bento e me mostrou que tudo pode ser bem diferente.

Na segunda gravidez, em geral, a barriga aparece muito mais rápido que na primeira. Na gravidez da Luisa fui ter barriga com uns cinco para seis meses. Na do Bento, eu podia tirar onda de grávida — que adoro! — com três meses, porque já tinha uma barriguinha bem considerável. Tive sorte porque enjoei bem menos, mas tive ainda mais sono e fome. Como não passava mal, queria comer o tempo todo. Só que, dessa vez, fiquei ligada e comi mais alimentos saudáveis. Bebia ainda mais água, fazia xixi o tempo todo e não descuidei das massagens (de novo liberadas pelo meu médico). E assim engordei menos do que na gravidez da Luisa: foram treze quilos na primeira e dez na segunda. Acho que engordei menos na gravidez do

Bento porque, com uma filha pequena, me movimentava bem mais.

A grande vantagem na segunda gravidez é que a ansiedade é menor. A gente reconhece os sinais do corpo: cólica é diferente de gases, que são diferentes de contrações. E não ficamos loucas querendo terminar de fazer o enxoval muito antes do necessário. Bate aquela certeza linda de que tudo vai dar certo, ficamos bem mais seguras, e isso é muito bom.

Bento chegou!

Na teoria, passados alguns anos depois de uma cesárea, é possível ter um parto normal. Cheguei a considerar essa possibilidade, mas, de novo, meu corpo estreito não ajudou muito: o bebê não encaixou. Encarei, então, uma segunda cesárea.

Nas últimas semanas de gravidez do Bento, sofri muitas dores musculares. Meu corpo doía em diferentes lugares, não tinha mais posição. Foi bastante difícil aguardar até a quadragésima semana, quando Bento chegou ao mundo. Naquela altura, tudo que eu queria era acabar logo com aquelas dores. Para completar, já era quase Carnaval, época em que circular pelo Rio de Janeiro não é nem um pouco fácil, dada a quantidade de blocos espalhados pela cidade. Não dava para esperar mais. O parto foi rápido e tranquilo, com a mesma equipe que cuidou do nascimento da Luisa. O único susto que tivemos foi Bento ter sofrido uma queda de temperatura corporal assim que saiu da barriga, o que o obrigou a ficar vinte minutos na incubadora. Depois de liberado, ufa!, foi para o quarto conosco e de lá só saiu para ir para casa. 🙏

Uma outra mãe para um outro filho

Durante os seis anos em que Luisa foi filha única, eu ouvi todo tipo de previsão: "O segundo filho, você vai tirar de letra", "Quem tem um, tem dois, três...", "Você vai ver que segundo filho não é mole, não!". E eu ficava me perguntando como um segundo filho poderia ser tão diferente do primeiro. E, mesmo sendo diferentes, não são todos filhos? Eu já não entendi o que é ser mãe? Pois é, doce ilusão a minha.

Eu não sabia quase nada do que viria. O segundo filho chega transformando tudo de novo. É um recomeço. No meu caso, pela distância grande entre os dois, mas, principalmente, pela maneira com que encarei a maternidade. Foi tudo tão diferente. Eu não era a mesma mãe que tinha sido seis anos antes, porque não era a mesma pessoa!

Além do amadurecimento natural da vida, passados seis anos, eu tinha um entendimento muito maior das coisas que envolviam a maternidade. Na prática, a maioria das inseguranças e medos que tive com a Luisa já não tinha mais com o Bento, o que fazia de mim uma mãe de recém-nascido menos tensa. Claro que tinha preocupações, dúvidas e culpas, mas as experimentava de outro jeito.

A culpa, aliás, por mais que a gente tente desprezá-la, é bem insistente! 😬 Sinto sua proximidade quando estou gravando, quando tenho de sair correndo de casa e as crianças ficam lá, quando não consigo buscá-los na escola. A diferença, depois do nascimento do Bento, é que passei a administrar melhor esse sentimento. Sem tanto peso.

O Bento já entendeu que é isso aí: a mamãe tem a vida dela, faz um monte de coisas, às vezes está, às vezes não. Mas também sabe que, quando estou com ele, estou de verdade, completamente dedicada a ele.

Segundo filho: mais cansaço e mais alegrias!

Quando o Bento chegou em casa, descobrimos na prática que não dava mais para fazermos tudo sozinhos. Era importante baixar a guarda e aceitar ajuda. Havia o recém-nascido, com toda a demanda que caracteriza o começa da vida, e ainda outra criança, que não podia e não devia ser esquecida, além de uma casa para cuidar. Para completar, na época do nascimento do Bento, meu marido estava lotado de trabalho, o que foi muito diferente do que tinha acontecido na temporada de bebê da Luisa, quando ele teve todo o tempo do mundo para dividir todas as tarefas comigo. E então, por bem ou por mal, aprendi a delegar. Meu foco eram o Bento e a Luisa, o resto eu deixava para os outros, para minha ajudante do lar, para a vovó e para quem mais quisesse participar.

Se as minhas cobranças internas no nascimento do Bento eram menores, o cansaço foi ainda maior. Como meu foco eram as crianças, quando o Bento dormia, eu grudava na Luisa. Resultado: quase não descansei. E voltei ao trabalho muito rápido. Por mais que tivesse um superesquema de trabalho nas gravações para a TV, era sempre uma correria física e mental para dar conta de tudo, administrando casa e filhos de perto e de longe (muitas vezes pelo celular). Não à toa tive a mastite durante a amamentação do Bento.

Para quem não tem o segundo filho ainda, pode ser difícil entender essa matemática de afetos, mas, resumindo, se o cansaço é grande, a alegria de uma casa cheia, movimentada, com duas crianças, é bem maior. A família cresceu, e a felicidade também. 😉

Luisa, a melhor ajudante

Há muitas vantagens em esperar um pouco mais para ter o segundo filho, e a melhor delas, com certeza, é poder contar com a ajuda do mais velho nos cuidados com o mais novo. A Luisa entrou na vibe mãezinha desde o primeiro momento. Antes mesmo de o Bento nascer, já queria participar de tudo, cuidar de tudo, saber de tudo. Nós a incluímos em todas as etapas. Tivemos esse cuidado na tentativa de que não rolasse ciúme. A ideia, como já disse, era que o irmão fosse uma companhia para ela. E a menina incorporou totalmente a função de irmã mais velha.

O treinamento começou com o curso de irmão. Eu o chamo assim, mas acho que um curso como esse não existe oficialmente. Ela teve essa chance quase por acaso. Tudo aconteceu porque durante a gravidez do Bento eu já apresentava o programa *Fazendo a Festa*. A equipe resolveu preparar uma festa — um chá de bebê — para a chegada do Bento, para ir ao ar como um dos episódios do programa. Em geral, a criança aniversariante ajuda na produção do evento, mas como o Bento nem sequer tinha nascido, quem se envolveu nos preparativos foi a Luisa. E um deles foi aprender como cuidar de um bebê com a ajuda de uma obstetriz, uma enfermeira especializada em partos. Luisa descobriu como embalar o irmão (no caso, um boneco), colocá-lo para dormir, dar mamadeira, trocar fralda e dar banho.

Quando o Bento nasceu, a Luisa queria ajudar em tudo, como já disse. Esperamos um pouquinho para ela pegar sozinha o irmão, mas, desde os primeiros dias, ela já o embalava sentadinha, com a nossa supervisão, ou corria para avisar quando ele começava a chorar. Estava atenta a tudo, prestava atenção nas mamadas e nas trocas de fralda, era minha grande ajudante. Quando sentimos que ela já tinha mais segurança, até dar mamadeira ela deu! Incrível mesmo como a Luisa virou uma irmã mais velha muito concentrada nos seus deveres. Isso, sem dúvida, até me fez esquecer um pouco a loucura que é ter dois filhos pequenos.

Ciúme de irmão

Luisa encarou a chegada do Bento sem nenhuma sombra de ciúme. Nada, nadinha. Foi a melhor irmã possível, ajudou antes e depois, sem jamais demonstrar nenhuma insegurança em relação ao nosso amor por ela. Carinhosa, nunca reclamou de falta de atenção quando o Bento era bebezinho. Mas, como quase tudo na vida, não dá para contar vitória sem o jogo ter terminado. Demorou bastante, só que um dia o ciuminho de irmã começou a dar as caras. Bento já tinha começado a andar, a falar algumas palavrinhas, estava cada dia mais fofo, chamando a atenção de todo mundo na rua. Sabe aquela fase em que o bebê vira criança e começa a fazer graça e andar fofamente? É irresistível mesmo! Além disso, é aquela temporada que nem dá para piscar porque a criança pode cair, aprontar, fugir, sumir, fazer besteira. Todos os olhos têm de ficar em cima dela. E pode até parecer mesmo que estamos esquecendo os outros filhos.

Pois é, nesse momento a Luisa se deu conta de que seu reinado de princesa da casa tinha um grande concorrente.

Desde então ela tem umas crises, pequenas disputas pela atenção da mãe, pede colo e momentos de exclusividade, situações que são verbalizadas, o que nos ajuda muito, a mim e a ela, a resolvê-las. A Luisa fala, pede, e isso é muito bom. E nunca houve nenhuma tentativa de agressão ao Bento. Nem tapinha, nem nada do gênero. O negócio é muito mais comigo e com o pai. E, vamos combinar, quem tem irmão sabe que a banda toca assim mesmo: sempre tem um querendo mais atenção porque acha que tem de menos. É uma disputa e faz parte dessa relação. Cabe a nós, pais, não estimular esse embate, mostrando na prática que no nosso coração sempre cabe mais um e amor não falta! ♥

Viajando com filhos

Sempre adorei um pé na estrada. Sou uma viajante apaixonada e não mudei nada dessa paixão depois de ter filhos. Eu os incluí nas minhas aventuras pelo mundo. Mesmo antes de a Luisa ter um ano, já comecei a fazer viagens internacionais com ela. Com ou sem família para ajudar. E até mesmo só eu e ela. Quando a criança é bebê, dá para colocá-la no canguru, junto ao corpo, e partir para o mundo. Se estiver amamentando então, melhor ainda, porque se choramingar e der fome, é só conseguir um lugar, se sentar e amamentar.

Quando ela tinha sete meses, fomos para Nova York com a família inteira para a comemoração de oitenta anos da minha avó. Imagina se eu ia perder essa! Foi muito importante para mim e acho que para ela também. Podem até achar besteira levar um bebê numa viagem longa assim, mas minha satisfação foi tão grande que devo ter contagiado a pequena, que foi um doce durante o voo e nos dias que estivemos lá. Em geral, nas viagens a grandes cidades, conseguimos fazer muitos programas com as crianças. Vamos a museus, parques, fazemos compras, tudo com elas.

Só uma única vez, eu e meu marido tivemos de sair no meio de um musical da Broadway porque a Luisa estava inconsolável, chorando no hotel com a minha mãe. E aí não teve jeito, tivemos de correr para lá. Claro que, ao nos ver e mamar um pouco, ela ficou ótima. As viagens, às vezes, trazem insegurança aos nossos pequenos. Tenho uma amiga que viajou para a Europa com o filho de sete meses, e lá ele queria mamar a noite inteira. Provavelmente, porque não conhecia o ambiente onde estava. O porto seguro era o calor, o corpo e os seios da mãe.

Viajei com o Bento quase todos os fins de semana quando ele tinha poucos meses, porque estava fazendo uma turnê de teatro. A babá ia com a gente, mas, quando não estava trabalhando, todo o meu tempo era dedicado a ele. Não podia parar a vida e também não queria ficar distante dele ainda tão pequeno.

Nas viagens, podem surgir imprevistos, uma dor de cabeça, um susto, mas ainda acho que, na balança, toda a família ganha experiência, conhece o mundo e fica ainda mais unida. Recomendo.

Os sufocos da vida real

Não posso reclamar da vida. Meus filhos nasceram saudáveis, tenho uma infraestrutura ótima em casa, ajuda quando preciso, um trabalho que amo, um marido superpresente e sempre pronto para dividir alegrias e encarar problemas. Não me queixo e sei que tenho sorte. Mas ser mãe é andar na corda bamba, e desequilíbrios acontecem. Quando Bento tinha onze meses, vivemos um grande sufoco com ele durante uma viagem aos Estados Unidos. Um sufoco daqueles que levam você a temer pela vida do seu filho. Um horror, um medo absoluto. Uma situação delicada de saúde que, no fim, passou. Decidi contar para todo mundo o que aconteceu, no meu blog, porque percebi que poderia ajudar outras pessoas em momentos semelhantes. Foi um texto de alerta.

Viajamos todos para férias em Orlando, em pleno inverno no hemisfério norte. Fomos preparados para passar um frio tremendo, mas, quando chegamos, estava um calor dos bons. Guardamos os casacos nas malas, e as roupas mais usadas foram shorts e regatinhas. Mas, de um dia para o outro, a temperatura caiu drasticamente para 2°C! 😱 No mesmo dia, as crianças começaram a tossir e a se sentir mal. Quem mais sentiu foi o Bento. Sua respiração ficou muito estranha e, ao tossir, ele fazia um barulho que parecia de cachorro latindo. Pensamos que fosse uma gripe e que passaria logo. Que nada. No final do dia, ele estava muito pior, a tosse aumentando e, para nosso desespero, com falta de ar. Um horror! Liguei para uma amiga que mora na cidade e também tem dois filhos, que me aconselhou a levá-lo a um hospital que era um pouco mais distante, mas que nos atenderia bem, o Arnold Palmer Hospital for Children.

 Foram quarenta minutos de muito nervosismo até chegar lá. Enquanto meu marido estacionava, entrei com o Bento nos braços, aflita e, na hora, sem conseguir falar nada em inglês. As palavras simplesmente sumiram. Não sou fluente, mas sempre me virei bem na língua. Naquele dia, nada saía da minha boca nem do meu marido, que chegou em seguida. A recepcionista, vendo meu desespero, me deu um papel onde escrevi o nome dele e a data de nascimento. Fomos atendidos rapidamente por uma enfermeira, que começou os primeiros socorros, depois nos encaminharam para um quarto, onde explicamos tudo para a médica. Bento foi se acalmando, nós também. O diagnóstico foi de crupe, uma inflamação nas vias respiratórias altas, da laringe até o pulmão, mas principalmente da laringe, que normalmente é causada por vírus. Apesar do atendimento muito profissional, foi um horror ver meu filho naquela situação, em outro país, longe de casa, tendo de falar outra língua. Não desejo isso para ninguém.

> Chamada também de laringotraqueobronquite, crupe é uma doença que normalmente causa muitas dificuldades na respiração e tosse mais rouca, que pode parecer um latido de cachorro. É uma doença menos comum atualmente, porque muitos dos vírus que a causam estão incluídos nas imunizações de vacinas obrigatórias na infância.

Bento estava com febre alta (por volta de 40°C). Foi feita uma inalação com remédio e ministrados outros medicamentos por via oral. Cerca de três horas depois de nossa chegada, a médica nos liberou dizendo que ele estava melhor e já podíamos ir para a casa que havíamos alugado. A única recomendação era dar um remédio, caso ele tivesse febre de novo. Queria ficar lá para ter certeza de que tudo tinha passado, mas ela repetia que ele já estava bem, que era uma virose e que teria um ciclo normal até acabar. Qualquer novidade poderíamos voltar. Saímos de lá com ele ainda tossindo e com dificuldade para respirar.

Para encurtar a história, fomos embora, mas voltamos algumas horas depois. Ele, de novo, com aquela tosse bizarra e ficando roxo ao respirar. Nós, desesperados. Repetiram a medicação de antes, só que, dessa vez, diante do nosso nervosismo, ofereceram um serviço de tradução, que consistia em falar com a médica que estava nos atendendo pelo telefone, com a mediação de um tradutor. Assim, ela conseguiu me explicar tudo em detalhes e repetiu que era necessário dar tempo ao tempo. Com o coração na mão, voltamos mais uma vez para casa.

Como ele seguia sem melhorar, decidi me virar de outra forma. Acionei meus contatos no Brasil e descobri uma médica brasileira, a dra. Flávia Fioretti, que mora em Orlando e atende lá. Ufa! No dia seguinte, lá estávamos nós para uma consulta com ela. Nem sei dizer o alívio que senti já na hora em que ela abriu a porta do consultório e falou conosco em português!

A dra. Flávia modificou a medicação e ainda nos emprestou um inalador (nos Estados Unidos, não é fácil comprar um), o que fez com que Bento fosse melhorando aos poucos e aquela dificuldade impressionante de respirar fosse passando. Para ter certeza de que estava tudo bem, adiamos nossa volta para o Brasil em uma semana — voos longos não são recomendados para quem acaba de sair de uma virose tão pesada nas vias respiratórias.

Uma situação tão dramática com um filho traz alguns ensinamentos:

- Ao viajar, não economize no plano de saúde. Garanta sua proteção. Apesar dos momentos de desespero com o Bento, nos sentimos cobertos com o nosso plano de viagem feito antes de sair do Brasil.

- Viajar por meio de uma agência de viagens é um diferencial nas horas problemáticas. Meu agente de viagens foi um apoio imprescindível.
- Evite ir a clínicas nos bairros, que podem ser menos preparadas. Vá para um pronto-socorro, de preferência especializado em crianças.
- No caso de um problema mais grave, procure um pediatra brasileiro no local onde você estiver, para facilitar a comunicação.
- Leve algumas medicações básicas na bagagem. Pegue as recomendações com o pediatra.

[**Em casos extremos, uma virose pode desencadear um processo de fechamento da glote na criança. Nesse cenário, explica a pediatra Danielle Lopes, é necessário fazer nebulização com adrenalina e, muitas vezes, injetar corticoide. Nos casos mais graves, a criança precisa ser entubada. Em todos esses cenários, ela precisa estar em um hospital, lugar que conta com esses recursos.**]

Mulher-Maravilha, malabarista de circo e mulher-polvo

Ser mãe é a missão mais completa e complexa que uma mulher pode receber. Seja de um filho biológico, do coração, ou adotado, de parto normal, de cesárea, que mamou no peito ou que não foi amamentado, que come bem, que não come direito, quieto, bagunceiro, que quase não dá trabalho, que dorme a noite toda ou que não dorme e dá uma canseira enorme...

Mães têm preocupações (e isso nunca vai acabar, sei bem), dúvidas e um tantinho de culpa, porque, mesmo com toda a segurança do planeta, sempre pensamos, nem que seja só para a gente, que poderíamos ser ainda melhores. Ah, ser mãe é viver se cobrando. Atualmente, administro bem melhor a culpa. Ela não me paralisa. Quando bate, tento conviver com o sentimento, pensando que no final tudo dá certo, que os filhos terão suas próprias questões, dúvidas, e que não dá para controlar tudo. Tenho sido a melhor mãe que posso ser nesse momento, e é isso que me conforta e me faz ser forte.

Depois de ter filhos, tem dias que acordo me sentindo a Mulher-Maravilha, com todos os poderes possíveis para dar conta de tudo que tenho de fazer no meu dia a dia: cuidar das crianças e ser presente o máximo possível (sem culpas ou paranoias); trabalhar como atriz, como sempre fiz desde que ainda era criança; escrever no blog; pensar em novos projetos profissionais; gerir a casa; ser parceira do meu marido; ter um tempo só meu; buscar uma vida saudável... São tantas e tantas demandas que, em outros momentos, me sinto uma malabarista de circo equilibrando seus pratinhos numa apresentação ou uma mulher-polvo com seus múltiplos braços. É muita coisa, e a gente vai aprendendo a lidar com elas na prática. Não dá para prever tudo nem achar que já sabe o que virá pela frente. Ainda mais quando o assunto são os filhos. Eles nos fazem repensar nossas escolhas diariamente. Nós ensinamos e aprendemos ao mesmo tempo, hoje e por toda a vida.

Às vezes, o cansaço bate, rola um desânimo e até vontade de chorar. Choro, sim, mas depois volto à ativa. Gosto da função de mãe: das tarefas todas, que, para mim, na maioria das vezes, são puro prazer. Mas sei também que há horas em que tenho de saber dizer não, ter aquele tempinho só para mim, para dormir até tarde ou relaxar no quarto depois de um dia cansativo, colocar os pés para cima e ligar a televisão no meu programa preferido, sem nenhuma criança por perto. Ou namorar o meu marido, ou sair para jantar com as minhas amigas.

Não posso reclamar: a vida que tanto sonhei ainda menina é a vida que vivo hoje. Isso é incrível. E agora que o livro está acabando, eu posso dizer que o cara que chegou na minha casa só com aquela mala azul, há uma década, me trouxe a maior bagagem que uma mulher pode ter: a maternidade!

 Minha experiência está aqui para você. Esse é o meu jeito de ser mãe... 🖤🙌✨

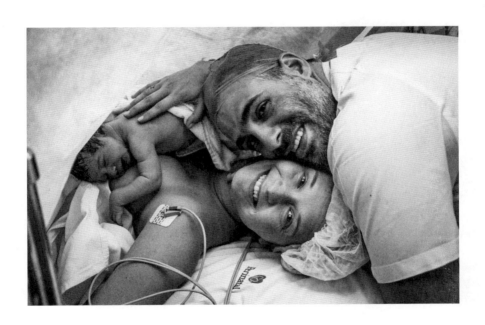

TIPOGRAFIA Eames e Brandon
DIAGRAMAÇÃO Tereza Bettinardi e Lucas Jatobá
PAPEL Polén Soft, Suzano Papel e Celulose
IMPRESSÃO Gráfica Bartira, outubro de 2018

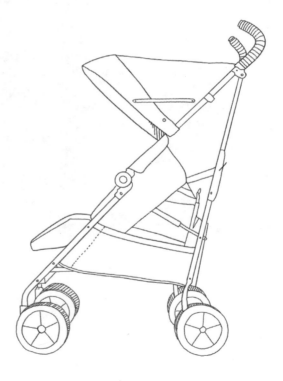

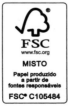

A marca FSC© é a garantia de que a madeira utilizada na fabricação do papel deste livro provém de florestas que foram gerenciadas de maneira ambientalmente correta, socialmente justa e economicamente viável, além de outras fontes de origem controlada.